超声百问百答

血管及浅表器官分册

总主编 ◎ 梁 萍
主 编 ◎ 张 梅 徐辉雄 冉海涛
　　　　 吴 蓉 卢 漫

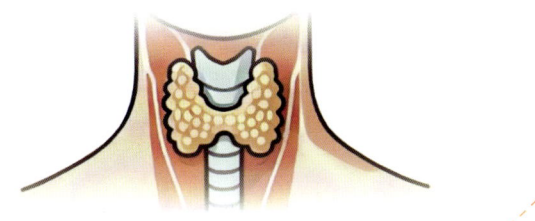

科学技术文献出版社
SCIENTIFIC AND TECHNICAL DOCUMENTATION PRESS
·北京·

图书在版编目（CIP）数据

超声百问百答. 血管及浅表器官分册 / 梁萍总主编；张梅等主编. -- 北京：科学技术文献出版社，2025.7.
ISBN 978-7-5235-2562-3

Ⅰ．R445.1-44

中国国家版本馆 CIP 数据核字第 2025VZ4513 号

超声百问百答. 血管及浅表器官分册

策划编辑：张 蓉 责任编辑：崔凌蕊 郑 鹏 责任校对：彭 玉 责任出版：张志平

出 版 者	科学技术文献出版社
地 址	北京市复兴路15号　邮编 100038
编 务 部	（010）58882938，58882087（传真）
发 行 部	（010）58882868，58882870（传真）
邮 购 部	（010）58882873
官 方 网 址	www.stdp.com.cn
发 行 者	科学技术文献出版社发行　全国各地新华书店经销
印 刷 者	北京地大彩印有限公司
版 次	2025年7月第1版　2025年7月第1次印刷
开 本	787×1092　1/32
字 数	207千
印 张	10.875
书 号	ISBN 978-7-5235-2562-3
定 价	78.00元

版权所有　违法必究

购买本社图书，凡字迹不清、缺页、倒页、脱页者，本社发行部负责调换

总主编简介

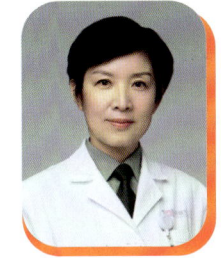

梁 萍

教授、博士研究生导师、主任医师，就职于中国人民解放军总医院介入超声科

【社会任职】

现任中华医学会超声医学分会主任委员。

【专业特长】

开创了微波消融治疗多脏器肿瘤的新方法，确立了我国在微波消融治疗领域的国际领先地位。

【学术成果】

系列成果获国家技术发明奖二等奖、国家科学技术进步奖二等奖等国家及省部级二等奖以上奖励 8 项。承担"十四五"国家重点研发计划项目、"十三五"国家重点研发计划项目、"十二五"国家科技支撑计划项目、国家自然科学基金重大科研仪器研制项目、国家自然科学基金重大研究计划项目、国家自然科学基金重点项目等 20 余项。作为第一/通信作者发表 SCI 收录论文 247 篇。获国内外发明专利 12 项。主编（译）中英文专著 14 部。主持/参与制定国内外指南 20 部。培养硕士/博士研究生、博士后研究人员 106 名。近 5 年连续被评为 Elsevier"中国高被引学者"。

主编简介

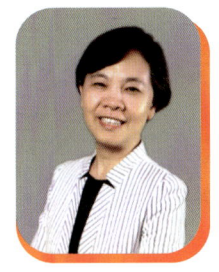

张 梅

山东大学二级教授、博士研究生导师

【社会任职】

美国FACC，欧洲FESC，现任中华医学会超声医学分会副主任委员兼浅表器官及血管超声学组组长，中国超声心动图学会副主任委员，中国医药教育协会超声医学专业委员会副主任委员，国家超声医学质量控制中心心脏亚专业组组长，海峡两岸医药卫生交流协会超声医学分会心脏超声学组组长，中国抗癌协会整合肿瘤心脏病学分会副主任委员，中国医药教育协会智能心血管病学专业委员会委员，山东省医学会超声医学分会主任委员及心血管病学会副主任委员兼影像学组组长。担任《中华超声影像学杂志》副主编。

【学术成果】

负责国家高技术研究发展计划项目（863计划）、国家重点基础研究发展计划项目（973计划）、"十三五"国家重点研发计划项目、"十四五"国家重点研发计划项目、国家自然科学基金面上项目 7 项、国家自然科学基金委员会海外合作项目等国家级项目。

【所获荣誉】

山东大学杰出人才体系荣聘教授，国家卫生健康突出贡献中青年专家，山东省医学领军人才，卫生健康科技创新人才。获国家科学技术进步奖二等奖、三等奖共 5 项。

主编简介

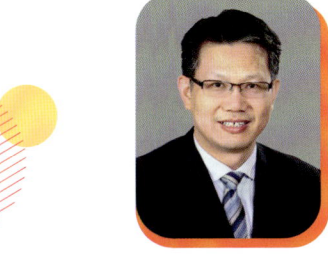

徐辉雄

教授、博士研究生导师、主任医师，复旦大学附属中山医院院长助理、超声科主任

【社会任职】

现任国家卫生健康委能力建设与继续教育超声医学专家委员会副主任委员，中国生物物理学会分子影像学分会副会长，上海市医学会超声医学专科分会候任主任委员，上海市医师协会超声医师分会副会长，中华医学会超声医学分会委员，中华医学会超声医学分会第十届委员会浅表器官及血管超声学组副组长，中国医师协会介入医师分会常务委员，中国医院协会医学影像中心分会常务委员。担任 *Portal Hyperytension & Cirrhosis* 副总编、中华医学超声杂志（电子版）副总编、*British Journal of Radiology* 副编辑、*The Ultrasound Journal* 副编辑、《肿瘤影像学》杂志副主编。

【专业特长】

擅长超声影像诊断、超声引导下介入治疗、智能超声诊断及超声生物医学工程领域的研究。

【学术成果】

在包括 *Journal of Clinical Oncology*、*Journal of Clinical Investigation*、*Journal of Experimental Medicine*、*eClinicalMedicine*、*Nature Communications* 及 *Radiolody* 等权威刊物发表论文100余篇。受邀执笔国际指南3部,主持/参编国内行业指南20部,作为主编/副主编出版专著8部。主持国家/省部级科研项目多项,获国家杰出青年科学基金项目。

【所获荣誉】

获教育部高等学校科学技术进步奖一等奖、上海市科学技术进步奖一等奖、广东省科学技术进步奖一等奖。入选上海市医学领军人才。被评为"上海市医务工匠"。

主编简介

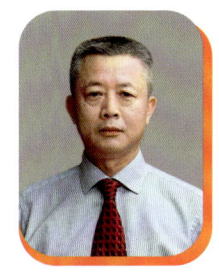

冉海涛

二级教授、博士研究生导师、医学博士,重庆医科大学附属第二医院超声科主任,重庆医科大学医学影像系主任、超声影像学研究所所长,超声分子影像重庆市重点实验室主任

【社会任职】

现任中华医学会超声医学分会常务委员兼浅表学组副组长,中国超声医学工程学会副会长兼超声分子影像分会主任委员,海峡两岸医药卫生交流协会超声医学分会副会长,中国医师协会超声医师分会第三、四届委员会副会长,重庆市医学会超声医学分会主任委员,重庆超声医学工程学会会长。担任《临床超声医学杂志》主编、国家自然科学基金委员会二审专家。

【所获荣誉】

国家卫生健康突出贡献中青年专家。

主编简介

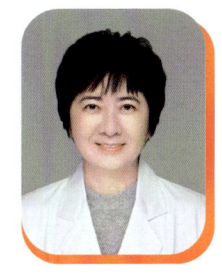

吴 蓉

博士研究生导师、主任医师，上海交通大学医学院附属第一人民医院超声医学科主任

【社会任职】

现任中国医师协会超声医师分会腹部专业委员会副主任委员，中国卒中学会超声医学分会副主任委员，中国超声医学工程学会腹部超声专业委员会副主任委员，中日医学科技交流协会超声医学分会副主任委员，中国医师协会超声医师分会委员，上海研究型医院学会超声医学创新与转化专业委员会主任委员，上海医师协会超声医师分会副会长，上海市医学会超声医学专科分会委员兼秘书及人工智能与脑科学学组组长。

【学术成果】

主持国家自然科学基金重点项目和面上项目 4 项。以第一或通信作者在国内外核心期刊发表论文 100 余篇，其中 SCI 收录 70 余篇，影响因子 10 分以上 12 篇，最高影响因子 29.3。

【所获荣誉】

入选上海市英才计划领军项目（原上海领军人才），上海市医学领军人才；以第一完成人获上海医学科技奖二等奖、上海"医树奖"一等奖，上海市第一人民医院院长奖等。获"上海市巾帼建功标兵"、上海交通大学"三八红旗手"。

主编简介

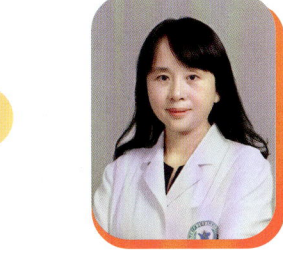

卢 漫

教授、博士研究生导师，四川省肿瘤医院副院长，超声医学科学科带头人

【社会任职】

现任中华医学会超声医学分会委员，中国医师协会超声医师分会委员，中国抗癌协会肿瘤消融治疗专业委员会常务委员，成都市医学会副会长，四川省抗癌协会肿瘤超声专业委员会主任委员，四川省医学会超声医学专业委员会副主任委员。

【专业特长】

擅长肿瘤超声诊断及介入治疗，肌骨超声及疼痛治疗。

【学术成果】

承担国家重点研发计划项目1项、国家自然科学基金面上项目2项，主持省部级课题项目17项。以第一作者或通信作者在国际高水平期刊发表SCI收录论文40余篇，其中中科院一区TOP期刊收录论文5篇，中华系列与核心期刊收录论文40余篇。授权国家发明专利2项、实用新型专利5项。

【所获荣誉】

获国务院政府特殊津贴,四川省科学技术进步奖二等奖、四川省医学科学技术奖二等奖与三等奖、成都市科学技术进步奖一等奖等多项科技奖励。

编委会

总主编： 梁 萍
主 编： 张 梅　徐辉雄　冉海涛　吴 蓉　卢 漫
副主编： 朱好辉　董发进　朱庆莉　华 兴　冷晓萍
编 者：（按姓氏拼音排序）

包凌云	西湖大学医学院附属杭州市第一人民医院	范培丽	复旦大学附属中山医院
		付遵峰	山东第一科大学第二附属医院
曹洪丽	上海市老年医学中心	高 奎	中国人民解放军联勤保障部队第九六〇医院
曹小丽	烟台毓璜顶医院		
陈 曼	上海交通大学医学院附属同仁医院	宫淑云	山东第一医科大学附属中心医院
		谷春芳	陆军军医大学第二附属医院
陈 燕	西藏自治区人民政府驻成都办事处医院	顾诗瑶	上海交通大学医学院附属第一人民医院
陈佳佳	成都市第七人民医院	韩 红	复旦大学附属中山医院
陈凯玲	复旦大学附属中山医院	韩 勇	滨州医学院附属医院
成 涓	重庆医科大学附属第二医院	韩 玥	山东第一医科大学附属中心医院
丁 红	复旦大学附属华山医院	韩文艳	成都市第七人民医院
丁 晓	河南省人民医院	韩治宇	中国人民解放军总医院第五医学中心
丁超凡	山东大学齐鲁医院		
董 刚	郑州大学第一附属医院	何 颖	陆军军医大学第二附属医院
董彩虹	复旦大学附属中山医院	何丽君	陆军军医大学第二附属医院
董发进	深圳市人民医院	何雨荻	北京协和医院
董凤林	苏州大学附属第一医院	胡蓓蓓	山东第一医科大学附属第一医院
窦佳庆	山东大学齐鲁医院	胡景远	山东第一医科大学附属中心医院

胡紫玥	四川省肿瘤医院	宋　雪	山东第一医科大学附属中心医院
华　兴	陆军军医大学第二附属医院	孙　培	复旦大学附属中山医院
黄备建	复旦大学附属中山医院	孙　思	陆军军医大学第二附属医院
蒋延伟	山东第一医科大学附属滨州市人民医院	孙晓峰	吉林大学第一医院
		孙逸康	复旦大学附属中山医院
金赟杰	复旦大学附属中山医院	谭　茜	陆军军医大学第二附属医院
荆　慧	哈尔滨医科大学附属肿瘤医院	王　健	山西医科大学第一医院
冷晓萍	哈尔滨医科大学附属第二医院	王　璐	四川省肿瘤医院
李　丛	复旦大学附属中山医院	王　玫	广元市中心医院
李翠仙	复旦大学附属中山医院	王　文	宁夏医科大学总医院心脑血管病医院
李小龙	复旦大学附属中山医院		
李小双	广元市中心医院	王　希	复旦大学附属中山医院
李颖嘉	南方医科大学南方医院	王冬沫	哈尔滨医科大学附属第二医院
李紫瑶	哈尔滨医科大学附属第二医院	王丽璠	复旦大学附属中山医院
刘　村	山东第一医科大学附属中心医院	王兴华	山西医科大学第二医院
刘　群	滨州医学院附属医院	王知力	中国人民解放军总医院第一医学中心
刘　爽	中国医科大学附属第四医院		
刘芳芳	山东大学齐鲁医院	魏　婷	四川省肿瘤医院
卢　漫	四川省肿瘤医院	温朝阳	北京大学国际医院
陆　清	复旦大学附属中山医院厦门医院	吴　蓉	上海交通大学医学院附属第一人民医院
陆蓓蕾	复旦大学附属中山医院		
陆永萍	云南大学附属医院（云南省第二人民医院、云南省眼科医院）	伍凌鹄	深圳市人民医院
		夏　青	青岛市中心医院
马　喆	山东第一医科大学第一附属医院	邢　雨	河南省人民医院
聂　芳	兰州大学第二医院	徐　瑞	河南省人民医院
冉海涛	重庆医科大学附属第二医院	徐辉雄	复旦大学附属中山医院

编委会

徐铭俊	山东大学齐鲁医院	张玉英	青海省人民医院
徐世亮	海南省海口市人民医院	赵 浩	济南市人民医院
徐亚丹	复旦大学附属中山医院	赵 璇	山东第一医科大学附属中心医院
许祥丽	哈尔滨市第二医院	赵崇克	复旦大学附属中山医院
严丽霞	复旦大学附属中山医院	赵梦竹	陆军军医大学第二附属医院
杨 智	滨州医学院附属医院	钟飞飞	陆军军医大学第二附属医院
詹 嘉	上海交通大学医学院附属第一人民医院	周 琦	西安交通大学第二附属医院
		周 青	武汉大学人民医院
张 梅	山东大学齐鲁医院	周泊阳	复旦大学附属中山医院
张 彦	中国人民解放军联勤保障部队第九六〇医院	朱 玲	上海交通大学医学院附属第一人民医院
张 玥	山东大学齐鲁医院	朱 梅	昆明医科大学第一附属医院
张家君	山东第一医科大学第二附属医院	朱妤辉	河南省人民医院
张璐妮	上海交通大学医学院附属第一人民医院	朱庆莉	北京协和医院
		朱宇莉	复旦大学附属中山医院
张鹏飞	山东大学齐鲁医院	庄 敏	四川省肿瘤医院
张晓东	厦门大学附属第一医院	禚 静	山东大学齐鲁医院
张鑫茹	山东第一医科大学第一附属医院		

编写秘书： 徐铭俊　山东大学齐鲁医院

绘图者：（按姓氏拼音排序）

陈　燕　陈佳佳　成　涓　丁超凡　窦佳庆　胡蓓蓓　华　兴
李紫瑶　刘欣宇　刘子涵　娄云霞　孟庆凯　王冬沫　王昭珏
吴　铭　伍凌鹄　谢　辉　杨　智　张　玥　赵　浩　庄　敏

序　言

习近平总书记强调，"科技创新、科学普及是实现创新发展的两翼，要把科学普及放在与科技创新同等重要的位置"。在建设创新型国家的宏伟蓝图中，加强科普能力建设、提升全民科学素质已成为实现民族复兴伟业的重要基石。

在当代医学科技高速发展的浪潮中，超声诊疗以其无辐射、安全、实时成像的独特优势，已成为临床诊疗体系中不可或缺的"第三只眼"。从心脏动态评估到胎儿系统筛查，从介入精准导航到肿瘤消融治疗，这项技术不断突破传统诊疗边界，为现代医学插上了可视化诊疗的"翅膀"。统计显示，我国每年超声检查量已突破 20 亿人次，覆盖 98% 以上的临床科室，成为全民健康保障体系重要的影像技术支撑。

面对如此庞大的受众群体，医学科普却面临专业壁垒与临床实践的"双重困境"：一方面，超声医学涉及解剖学、病理学、流体力学等多学科交叉知识；另一方面，超声医生常面临日均接诊量超百例的现状，医患沟通时间被严重压缩。基于此背景，本丛书应运而生。本丛书由五大分册构成，涵盖腹部、血管、浅表器官、妇产、心脏和介入诊疗等方面，每册精选 100 个最具代表性和大众最关心的临床问题。书中以通俗易懂的语言，结合生动的案例，对超声知识进行解说，既科学权威，又不失趣味。

本丛书各分册编委会由中华医学会超声医学分会权威专家领衔，汇聚了全国三甲医院超声科主任医师及临床一线骨干力量。他们从临床实践出发，结合最新的医学研究成果，力求为读者提供最权威、最实用的超声知识。书中每个问答均经过循证医学验证，既可作为公众的健康指南，也可作为基层医护人员的速查手册。

　　期待本丛书能架起医患沟通的新桥梁，让超声医学的声波穿透认知迷雾，以科学之光驱散健康焦虑的阴霾。希望通过本丛书，您能更深入地了解超声检查的奥秘，消除对医学检查的恐惧与误解，以科学的态度面对健康问题。愿每一位读者都能在超声的世界中找到属于自己的健康答案，这便实现了我们编写本丛书的终极价值——让医学归于人文，让科技普惠众生，共同谱写健康中国建设的新篇章。

2025年3月2日于北京

前 言

医学是科学与人文交织的学科,而医学影像技术,则是这交织中最璀璨的桥梁之一。在众多影像技术中,超声以其无创、无辐射、实时动态的独特优势,成为医生手中的"透视之眼",而浅表超声的这双"眼睛"为医生打开了人体表层世界的窗口——它穿透皮肤,解码血管的搏动、甲状腺的结节、乳腺的纹理、肌肉的伤痕、关节的隐秘,甚至体表肿块背后的真相。

本书的诞生,源于一个朴素的初衷:让复杂的医学知识走出诊室,用通俗的语言和真实的案例,为普通人揭开浅表超声的神秘面纱。在临床工作中,我们常遇到病人有这样的困惑与焦虑:

• 体检报告上的"颈动脉斑块"是脑梗的预警吗?动脉硬化的背后藏着哪些危险信号?

• 甲状腺结节为何需要穿刺?穿刺会刺激肿瘤转移吗?

• 肌肉拉伤后,超声如何精准定位损伤部位,避免误诊误治?

• 一个不起眼的体表小包块,为何需要超声探查?它与癌症的距离有多远?

这些疑问的背后,是公众对健康的渴求,也是对医学技术的敬畏与困惑。

本书的三大特色

1. 以问题为导向,贴近生活场景

从"按摩后突发脑梗"到"假期久坐引发致命血栓",从"篮球场上韧带撕裂"到"小胖娃的肌骨发育之谜",书中每一章都以真实案例为引,串联起疾病的病理机制、超声诊断逻辑与临床应对策略。例如,在"肌骨关节篇"中,您将看到超声如何成为运动员的"赛场守护神",又如何为痛风病人的关节"精准把脉";在"体表包块篇"中,您将看到超声如何通过"一束声波"区分脂肪瘤与恶性肿瘤,避免不必要的手术创伤。

2. 科学与人文并重,破除认知误区

医学技术并非冰冷仪器的堆砌,而是对生命的温情凝视。书中不仅解释"超声如何看",更探讨"为何需要看"。例如:

• 甲状腺结节中"钙化之光"是否等于癌症?超声报告上的TI-RADS分类究竟如何解读?

• 乳腺推拿按摩为何可能适得其反?超声引导下的消融术如何实现"针尖上的精准治疗"?

• 精索静脉曲张与男性不育有何关联?隐睾为何需尽早干预?

通过科学的解读,我们试图消解"谈癌色变"等恐慌,以理性的健康管理思维代之。

3. 技术前沿与实用指南结合

书中不仅涵盖常规超声检查,更深入浅出地介绍超声造影、弹性成像、超声引导穿刺等前沿技术。例如:

• 超声造影如何让颈动脉"易损斑块"无所遁形,防患脑梗于未然?

• 超声引导下的甲状腺细针穿刺（fine needle aspiration，FNA）如何结合基因检测，实现癌症的个体化诊疗？

• 肌骨超声如何通过动态成像"捕捉"腕管综合征的神经压迫瞬间？

同时，书中穿插"检查前准备""报告解读""就医决策"等实用贴士，帮助读者从"被动检查"转向"主动参与"。

写给每一位读者

如果您是普通大众，本书将帮助您理解超声检查的意义，减少对"未知"的恐惧；如果您是病人或家属，书中的案例与建议或许能成为就医路上的"指南针"；如果您是医学生或基层医护人员，本书或可启发您的临床思维，提供技术的全景视角。

健康之路，道阻且长，但医学技术的进步正让这条路越走越宽。愿本书成为一盏灯，照亮您对浅表超声的认知盲区，也让您更加懂得：身体发出的每一个"异常信号"，都是生命向我们发出的低语，值得用科学去解读，更值得用人文去回应。

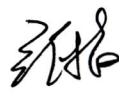

目录

周围血管篇

一问	动脉健康的危险信号 …………………………………………… 2
二问	揭秘动脉粥样硬化：为何血管会硬化、堵塞？ ………… 5
三问	双脚冰凉、走走停停也是病，超声揭秘下肢血管病变！… 9
四问	腿部疼痛、肿胀，警惕深静脉血栓！ ………………… 12
五问	癌症病人门静脉内血栓或癌栓——超声造影显神通 … 15
六问	反复头晕——不容忽视的椎动脉检查 ………………… 18
七问	不明原因的血尿、蛋白尿，原来是太瘦惹的"祸" …… 20
八问	我只是做按摩，怎么会脑梗了呢？——肩颈按摩后警惕椎动脉夹层 ………………………………………………… 24
九问	警惕"东方美女病"——大动脉炎 …………………… 28
十问	发现易损斑块，预防脑梗——颈动脉超声造影的那些事儿 ………………………………………………………… 32
十一问	当心"蚯蚓"爬上腿——超声检查带你了解"美腿杀手"（下肢静脉曲张）……………………………… 36
十二问	青年人不明原因脑梗——超声检查带你探索颈动脉里的"脚蹼"（颈动脉蹼）……………………………… 39
十三问	假期出行，警惕沉默的杀手——"经济舱综合征" …… 43
十四问	青年男子突发脚趾剧痛、发黑——超声检查带你揪出病因（血栓闭塞性脉管炎）……………………………… 47

十五问	别再给血管添"堵"啦——给易"堵"人群的一封信	50
十六问	体检发现"颈动脉斑块"该怎么办?	53

甲状腺篇

十七问	"桥本氏甲状腺炎"知多少	58
十八问	甲状腺结节中的"钙化之光"	61
十九问	"特殊"类型的甲状腺癌的超声表现	64
二十问	检查出甲状腺结节,其实没那么可怕	67
二十一问	甲状腺功能亢进病人的超声应该怎么检查	70
二十二问	特殊类型的甲状腺结节可以成为"僵尸结节"	73
二十三问	甲状腺结节超声诊疗一体化	76
二十四问	甲状腺乳头状癌:不必"谈之色变"	79
二十五问	听说甲状腺穿刺可以做基因检测,有什么好处吗?	
		81
二十六问	怎样读懂超声报告的甲状腺 C-TIRADS 分类?	83
二十七问	没有结节的甲状腺癌是怎么回事?	86
二十八问	查体发现了甲状腺结节,为什么医生建议做甲状腺穿刺?	89
二十九问	超声提示甲状腺结节 TI-RADS 4A 就是癌吗?	92
三十问	甲状腺穿刺过程中会不会刺激良性结节变恶性或引起转移	94
三十一问	揭秘 FNA-Tg 检测:轻松揪出甲状腺癌淋巴结转移的小秘密	97

三十二问	服用阿司匹林等药物期间能做甲状腺穿刺吗？	101
三十三问	甲状腺细针穿刺病理报告的解读	104
三十四问	甲状腺结节穿刺结果提示可疑恶性或者恶性，是否一定要手术切除？	107

乳腺篇

三十五问	做乳腺超声，为什么要检查腋窝淋巴结？	110
三十六问	乳腺超声检查，腋窝淋巴结检查重要吗？	113
三十七问	乳腺解剖结构复杂吗，超声图像能看到什么？	116
三十八问	非哺乳期乳腺按摩推拿是利还是害？——聊聊乳腺推拿按摩的那些事儿	119
三十九问	乳腺——这棵"大树"的结构与超声探索之旅	122
四十问	乳腺检查在家也可以做——乳房自检，你了解多少？	125
四十一问	乳腺结节的"密码"之乳腺结节分级揭秘	130
四十二问	乳腺结节的"密码"之超声引导下乳腺粗针穿刺	132
四十三问	乳腺结节的"密码"之超声引导下乳腺消融术	135
四十四问	提前学习流程，轻松面对检查	138
四十五问	"乳"此难缠——肉芽肿性小叶性乳腺炎从发病机制到治疗挑战	140

肌骨关节篇

四十六问	关节有弹响，能用超声检测吗？	146

四十七问	超声评估——类风湿性关节炎病人的全流程监测攻略 …… 149
四十八问	超声能检查神经病变吗？…… 152
四十九问	超声是如何"透视"肌肉和关节内部的？…… 156
五十问	什么情况下需要对关节进行超声检查？…… 159
五十一问	肌肉或关节超声检查需要做哪些准备？…… 162
五十二问	超声：深层肌肉损伤的"透视眼"？…… 165
五十三问	超声"探案"：肌肉纹理的真实模样 …… 168
五十四问	肌肉拉伤后，超声能看到断裂的地方吗？…… 172
五十五问	"大肌肉＝大力量？"肌骨超声告诉你真相 …… 175
五十六问	肌骨超声检查能发现哪些问题，有什么注意事项？…… 178
五十七问	讲台上的坚守与重生：老教授与肌骨超声的温暖故事 …… 181
五十八问	超声引导下的诊断性介入治疗凭什么能瞬间止痛？…… 184
五十九问	尴尬现场：你们对超声的威力一无所知！…… 188
六十问	从绝望到希望：肌骨超声如何拯救奶呼呼的小胖娃 …… 192
六十一问	肌肉痛、关节痛，辅助检查怎么选？…… 195
六十二问	球场惊魂——肌骨超声如何成为篮球英雄的救星？…… 201
六十三问	肌骨超声如何帮助医生监测骨折愈合过程？…… 204
六十四问	肌骨超声能否发现软骨损伤？…… 208

目录

六十五问	肌骨超声在运动员损伤评估中的作用	211
六十六问	超声如何帮助诊断儿童骨骺发育异常？	214
六十七问	肌骨超声在神经卡压综合征诊断中的优势	218
六十八问	肌骨超声如何辅助制订康复治疗方案？	221
六十九问	超声能检测关节软骨吗？	223
七十问	有痛风性关节炎不用怕，超声检测为你"精准把脉"	227
七十一问	腕管综合征病人可以用超声进行临床诊疗吗？	231
七十二问	超声可以评估肌肉萎缩程度吗？	234
七十三问	肌骨超声在血友病临床治疗中有哪些应用价值呢？	236
七十四问	超声可以诊断跟腱断裂吗？	238
七十五问	超声如何测量骨龄呢？	241
七十六问	超声可以检查腹直肌分离吗？	243
七十七问	超声怎么判断韧带损伤严重程度呢？	245

男性生殖篇

七十八问	前列腺钙化就是前列腺癌吗？	248
七十九问	前列腺癌筛查：超声能否单独胜任？	251
八十问	前列腺特异性抗原检测也要注意时机？	254
八十一问	老年男性尿频、尿急、尿不尽，除了尿路感染还要当心前列腺增生	257
八十二问	前列腺癌跟年龄相关，年轻人有必要筛查前列腺特异性抗原吗？	260
八十三问	"蛋疼"不可开玩笑，小心睾丸扭转	263

| 八十四问 | "男"言之隐,揭秘精索静脉曲张 | 266 |
| 八十五问 | 迷路的"蛋蛋"——不容忽视的"隐睾" | 269 |

体表包块篇

八十六问	超声下的"拇囊炎"	274
八十七问	皮肤上摸到一个包块,一定是脂肪瘤吗?	277
八十八问	脸上的一个黑痣,手术之前为什么要做超声?	280
八十九问	屁股上的一个囊肿老流脓,原来和直肠有关	283
九十问	表面看就是一个小红斑,皮下居然别有洞天	285
九十一问	诊断一个体表的肿块,只是看一看、摸一摸,还不够吗?	288
九十二问	超声发现颈部淋巴结,就是得癌了吗?	291
九十三问	肿成包子脸——警惕"流行性腮腺炎"	296
九十四问	超声能看手腕上鼓起的"硬包"吗?	299

其他

九十五问	"垂涎三尺"很苦恼,这是唾液腺在作怪	302
九十六问	致命的"白瞳"——小心视网膜母细胞瘤	305
九十七问	胆结石、肾结石,你知道嘴巴里也会长结石吗?	308
九十八问	取异物、救视力——眼部外伤超声来帮忙	311
九十九问	超声可以诊断糖尿病周围神经病变吗?	314
一百问	与其他检查相比,周围神经超声检查的优势有哪些?	316

周围血管篇

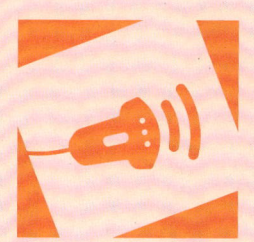

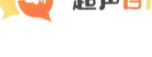

一问 动脉健康的危险信号

随着生活水平的提高,心脑血管健康越来越受到重视,而血管健康是其中至关重要的一环。那么,日常生活中影响血管健康的危险信号有哪些?出现哪些症状需要我们提高警惕呢?

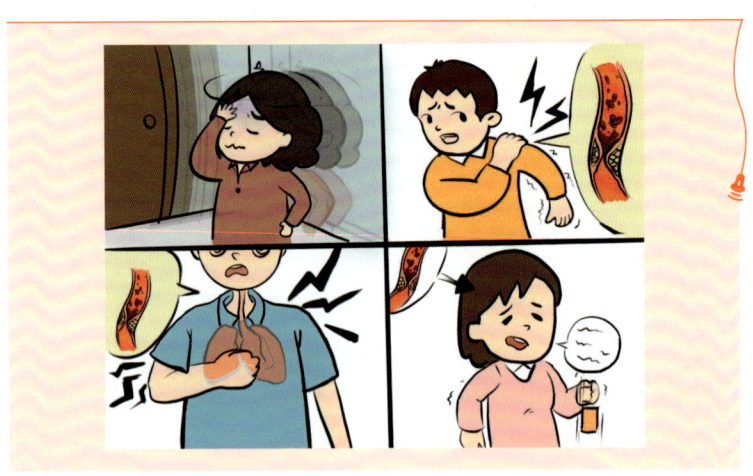

一、危险信号

1. 头晕目眩——大脑的"抗议信号"

频繁出现头晕目眩,尤其是在突然改变体位时,很有可能是颈部动脉供血不足继而导致大脑缺血缺氧的信号。颈动脉作为大脑动脉的上游血管,一旦出现供血不足,会引起脑动脉供血不足，从而出现眼前发黑，周围景物、房子旋转、恶心呕吐的症状，严重的甚至可以诱发脑梗，需引起足够的重视。

2. 肢体发麻，冰凉 —— 血管堵塞的"神秘暗号"

如果突然发现一侧肢体，尤其是下肢出现明显的发麻、温度下降且伴有疼痛，则可能是下肢动脉血管栓塞的信号。由于血液流通速度减慢，容易导致静脉血管排空时间延长，出现皮肤苍白；血流量的减少容易导致局部缺血、缺氧，致使肢体温度下降，继而导致神经受损出现感觉异常，如发麻、疼痛。医学上有一个形象的简称：5P征，即疼痛、患肢苍白、无脉、感觉异常和运动障碍。

3. 胸闷胸痛 —— 心肺血管的"紧急呼救"

胸闷胸痛可能是心脏或肺部血管堵塞的表现。无论是心肌梗死还是肺栓塞，都需要立即就医，否则后果不堪设想。

4. 言语不清或肢体无力 —— 脑梗的"前奏曲"

如果突然出现言语不清、嘴角歪斜、肢体无力等症状，这很可能是脑部血管堵塞的表现，是头晕目眩的进展期症状，是脑梗死的前兆，应该予以积极的治疗。

二、评估血管健康的方法

那么怎样才能有效评估血管的状况并发现血管疾病的危险信号呢？医学上常用于评估血管的影像方法有CT成像、磁共振成像、血管造影及血管超声检查。现在我们重点介绍血管超声检查。

血管超声检查是一种无创的影像学检查方法，它通过使

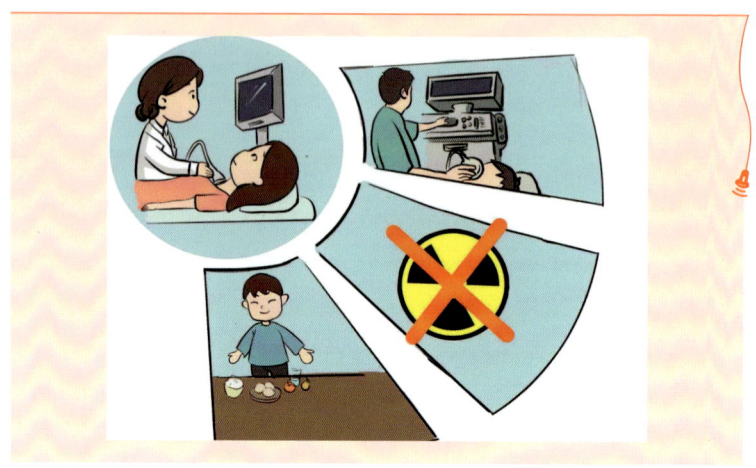

用超声波技术来显示血管的走行、管壁内膜结构及管腔内血流动力学的情况。与其他影像方法相比，具有以下优点：①便捷，检查前无须特殊准备；②属于一种无辐射的检查，对人体完全无电离辐射；③可以实时、反复观察，便于随访。

血管超声检查在早期发现血管疾病、评估病变严重程度、指导治疗、疗效评估、疾病的随访及预防、并发症监测等方面具有重要的临床价值。在进行血管超声检查时，建议病人遵循医生的建议，按照必要的操作流程进行检查，以确保检查的准确性和结果的可靠性。

（撰写：詹嘉　顾诗瑶　吴蓉）

二问 揭秘动脉粥样硬化：为何血管会硬化、堵塞？

动脉粥样硬化堪称健康的"杀手"。那么，为什么我们的血管会硬化呢？引起血管粥样硬化的究竟是哪些神秘的"黑手"呢？

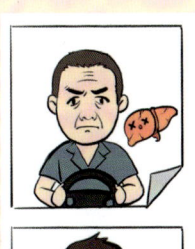
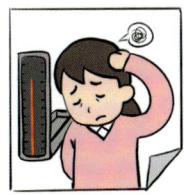
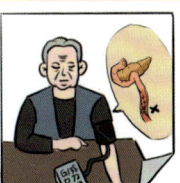
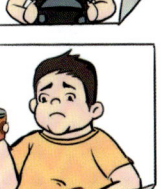
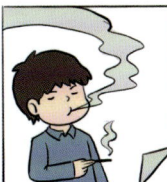
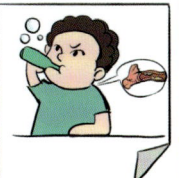

高危因素！

一、"黑手"大起底

1. 年龄或职业原因

45岁以上的中老年人，尤其是50岁以后，动脉粥样硬化的进展特别快，男性较女性多见；而从事某些工作压力较大的特殊职业人员,如司机、会计、警察,也容易出现动脉粥样硬化。

2. 高盐摄入导致的高血压

如今,患高血压的人越来越多。若不好好地控制血压,使其持续升高,就会破坏动脉内壁,内壁受损处便开始陷入"瘢痕修复—反复增生—再次破坏"的恶性循环,最终导致动脉管壁变硬、增厚。高盐饮食正是诱发高血压的重要因素之一,因此,控制膳食中的盐量势在必行。

3. 糖尿病

糖尿病病人的脂肪代谢容易出现问题。血液在运送脂蛋白时会变性,成为大分子复合物,如同河水中的泥沙,容易在"河床"沉积,进而形成脂肪斑块,动脉粥样硬化也随之而来。

4. 高胆固醇、血脂

在日常生活中有高油、高脂饮食习惯,且运动量比较少的人,很容易被高血脂、高胆固醇缠身。这与糖尿病类似,血液中大分子脂质复合物会沉积在血管壁上,从而引起动脉粥样硬化。

5. 吸烟

吸烟者可以用"吸烟指数"进行自测。每天吸烟的支数乘以连续吸烟的年数,就构成了吸烟指数。如一位烟民每天抽烟1包(20支),烟龄20年,那么他的吸烟指数就是20×20=400。研究表明,吸烟指数大于400的人,患颈动脉粥样硬化的风险远高于非吸烟人群。

6. 饮酒

酒精会使血管收缩,损害血管。长期饮酒还会影响供血、供氧需求,久而久之便会影响肝脏的脂肪代谢,导致颈动脉粥样硬化。

二、血管超声 —— 揪出"黑手"的神器

颈动脉粥样硬化早期会出现内-中膜厚度增加,晚期则表现为颈动脉斑块和颈动脉狭窄。而颈动脉超声是一种无创、无痛、安全且有效的临床辅助检查手段,专门用于评估颈部血管的健康状况。

在进行颈动脉超声检查时,通常会评估以下几个方面。

(1)测量血管内径和内-中膜厚度。

(2)观察血管壁,查看是否有斑块形成及斑块的特性。

(3)观察血流方向和性质,测量血流动力学参数。

(4)观察血管管腔是否狭窄或闭塞,计算狭窄率(图2-1)。

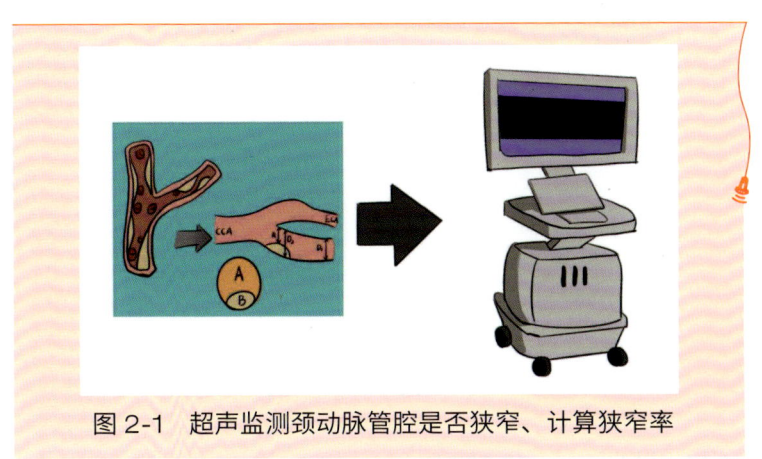

图2-1 超声监测颈动脉管腔是否狭窄、计算狭窄率

颈动脉粥样硬化在早期通常无症状，容易被忽视。但颈动脉超声却能够准确地发现这种早期变化。它不仅能够诊断无症状的动脉粥样硬化，还能明确管腔狭窄情况，以及是否存在斑块或血栓，并进一步观察它们的大小、硬度、厚度、位置等。对于颈动脉狭窄严重的病人，需要安装支架或进行手术剥脱才能缓解症状。毫不夸张地说，颈动脉超声就是颈动脉粥样硬化病变的"照妖镜"。

（撰写：詹嘉　顾诗瑶　吴蓉）

三问：双脚冰凉、走走停停也是病，超声揭秘下肢血管病变！

在日常生活中，双脚冰凉，走路需停下休息等现象常被忽视，但这些可能是下肢血管病变的警示信号。那么下肢血管病变是怎样不仅影响生活质量，还可能威胁生命安全的？

一、下肢血管病变的常见原因

动脉粥样硬化是主要原因之一。随着年龄增长，血管内壁脂肪堆积增多，血管变硬、变窄，血流速度增快。这种情况在老年人、吸烟者及高血脂、糖尿病、高血压病人中较为常见。糖尿病病人下肢血管病变发病率更高。

通过对比健康血管和有斑块的血管，展示了动脉粥样硬化（动脉血管壁上斑块的形成）对血液流动的影响，通过彩色多普勒超声（简称彩超），医生可以观察到血液流动是否受阻，从而诊断血管疾病（图3-1）。

二、下肢血管病变的症状表现

当下肢血管变窄或堵塞时，足部血液供应不足，尤其在冬季容易脚部冰凉。走一段路程后，小腿或脚部出现疼痛、酸胀甚至无力，需停下休息，称为"间歇性跛行"。随着病情加重，步行距离缩短，可能出现静息痛。由于血液供应不足，下肢皮肤颜色会变得苍白或发紫，皮肤表面温度也随之降低，甚至出现脱皮、溃疡，伤口难以愈合。

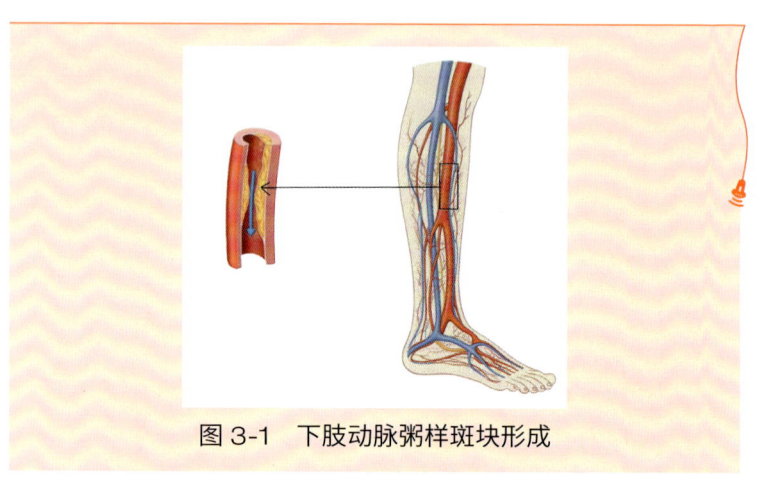

图 3-1　下肢动脉粥样斑块形成

三、下肢血管病变的危害

下肢血管病变不及时治疗会导致慢性疼痛、行走困难，甚至发展为下肢缺血性坏疽，严重时可能需要截肢。病变斑块也可能脱落，随血流进入重要器官，如心脏、脑部等，会增加心梗、卒中的风险。

四、超声如何诊断下肢血管病变

超声检查是诊断下肢血管病变的主要手段之一，具有无创、无辐射、检查迅速的特点。超声血管成像可清晰显示动脉血流速度和方向，发现狭窄或堵塞，检测血管内壁斑块形成，判断动脉硬化程度（图 3-2）。通过检测血液流动的速度和方向，彩超可以轻松发现血管的局部狭窄。另外，利用动脉压

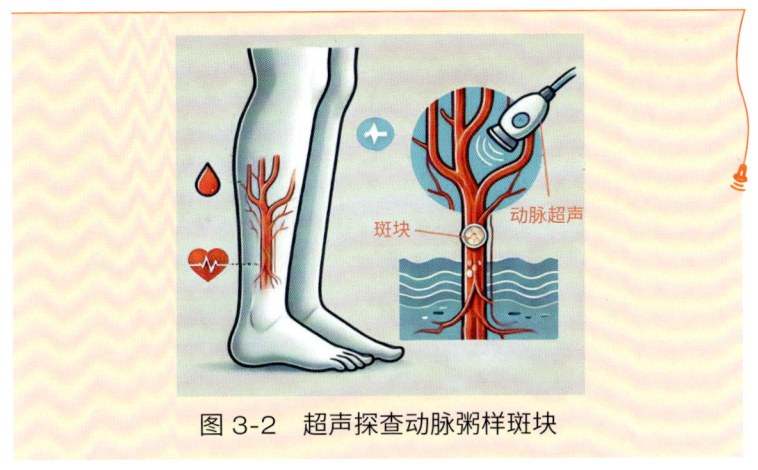

图 3-2　超声探查动脉粥样斑块

力指数测定结合超声检查,还可以对比脚踝与上臂血压,进而评估下肢血管血流情况。

血液本可以顺畅地从心脏流向腿部,当动脉中有斑块形成时,这些斑块就会阻碍血液的流动。斑块导致的动脉狭窄,使得在行走时腿部肌肉得不到足够的血液供应,从而引起疼痛或不适。

五、如何保护下肢血管健康

保持健康的饮食习惯,多摄入富含膳食纤维的食物,控制糖类、脂肪摄入,减少胆固醇沉积。保持健康的生活习惯,如戒烟限酒。合理的运动可促进血液循环,防止血管硬化。医生建议中老年人及高危人群每年进行下肢血管超声检查,以早期发现问题。

(撰写:张鹏飞　张玥　窦佳庆;绘图:丁超凡　张玥　窦佳庆)

四问 腿部疼痛、肿胀,警惕深静脉血栓!

78岁的张奶奶患有高血压、糖尿病、高脂血症等慢性疾病多年。近期,张奶奶患流感卧床休息几天后,出现胸闷及呼吸困难,气喘不止,左侧小腿较右侧腿明显肿胀。家人急忙将老人家送往医院,检查下肢血管,彩超提示下肢深静脉血栓形成。医生考虑其呼吸困难可能与下肢深静脉血栓导致的急性肺栓塞有关,紧急查肺动脉CT血管造影证实了医生的判断。张奶奶的病情相当危急,经过一系列对症的抢救措施,才得以脱离危险。

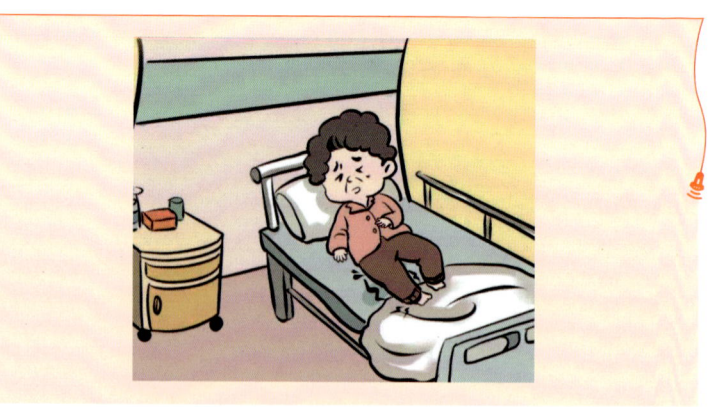

一、什么是下肢深静脉血栓?

下肢深静脉血栓是临床中较常见的血管疾病,是指由于多种原因导致血液在下肢深静脉系统中凝固形成血栓。

二、下肢静脉血栓的危害有哪些？

（1）肺动脉栓塞：属于严重并发症。肺动脉栓塞80%～90%来源于下肢深静脉、盆腔静脉血栓。轻则造成咳血、胸闷、气短、濒死感，重则造成猝死。

（2）深静脉血栓综合征：出现下肢肿胀、溃疡、色素沉着等，危害相对较轻。

三、哪些人易发生下肢静脉血栓？

19世纪著名医学家Virchow提出了血栓形成的三大要素：血流缓慢、血管壁损伤、血液高凝状态（图4-1）。

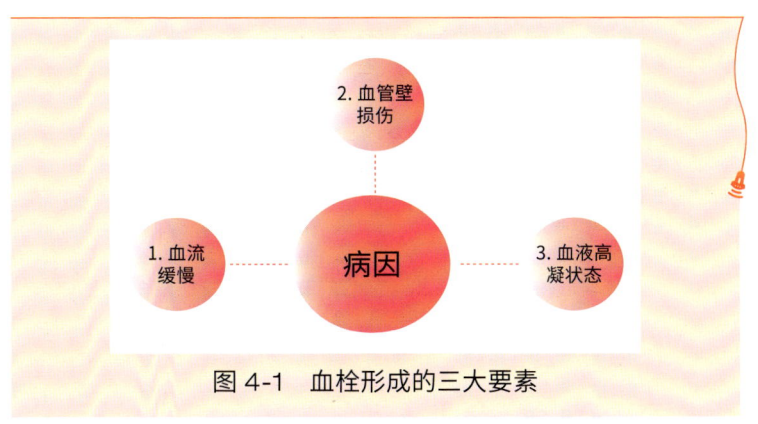

图4-1 血栓形成的三大要素

所以下肢静脉血栓容易在长期卧床、有静脉血栓史、恶性肿瘤、大手术后、有创伤史、妊娠的女性等病人身上出现。因手术或重病卧床、心力衰竭、腹内压增高、下肢静脉曲张或因其他原因而长时间久坐后,也容易诱发静脉血栓。

四、下肢深静脉血栓的常见表现有哪些?

下肢深静脉血栓一旦形成,病人会出现患肢肿胀、疼痛等症状,部分病人无明显症状。症状在活动后加重,如果抬高患肢会有一定缓解。

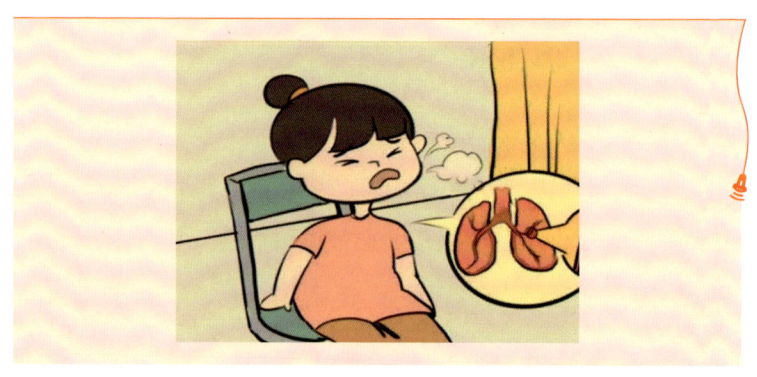

但部分病人以肺栓塞为首发症状,会表现为突发呼吸困难、胸痛等。如果出现这些症状,很可能会危及生命。

(撰写:朱玲　顾诗瑶　吴蓉)

五问 癌症病人门静脉内血栓或癌栓——超声造影显神通

对于癌症病人,尤其是肝癌病人,门静脉血栓或癌栓可能是潜在的致命"隐形杀手"。这些栓子不仅影响肝脏的正常血流,还可能引发严重的并发症,危及病人的生命。在面对这类疾病时,准确诊断栓子性质是治疗的关键。然而,传统超声检查往往难以提供足够的信息,给临床诊疗带来了不小的挑战。幸运的是,随着超声造影技术的不断发展,医生们现在可以借助该技术,精准区分门静脉血栓与癌栓,帮助病人获得更有效的治疗方案。

一、什么是门静脉血栓或癌栓?

门静脉主干由肠系膜上静脉和脾静脉汇合而成,进入肝脏后分为左右两支,分别为左右半肝供血。门静脉血栓是门静脉腔内形成的血凝块,多见于肝硬化、肝癌病人,疾病致门静脉系统压力增加,门静脉增宽,其内血流速度减慢,同时肝功能受损引发凝血系统异常,导致门静脉血栓形成(图5-1)。而门静脉癌栓通常发生于肝癌病人,肿瘤可能直接侵犯门静脉壁,也可经血液循环播散形成门静脉癌栓,此外局部血流动力学、血清学及肿瘤微环境等因素也可能参与癌栓的形成。

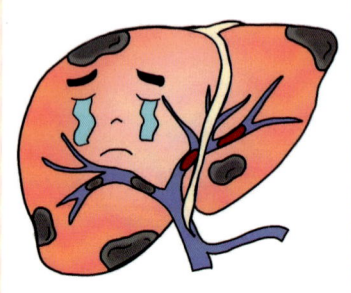

图 5-1 门静脉血栓与癌栓示意（红色为血栓，黑色为癌栓）

二、为什么要区分门静脉血栓和癌栓？

门静脉血栓的治疗方法包括抗凝和溶栓治疗，若病人存在抗凝禁忌证则选择经颈静脉肝内门体分流术。而针对门静脉癌栓，则通常采用经动脉化疗栓塞、肝切除或局部化疗、放疗等方法。两者治疗方案不同、预后不同，早期准确诊断有助于医生选择最合适的治疗方案，提高病人的生存质量和延长生命。

三、超声造影如何鉴别门静脉血栓和癌栓？

二维灰阶超声和彩超难以精准区分门静脉血栓和癌栓。超声造影技术，以其无创、经济、安全的优势，被广泛用于门静脉栓子性质的鉴别（图 5-2）。

在肝脏超声造影中，使用微泡声学造影剂后，其显影过程分为动脉期（0～30秒）、门脉期（30～120秒）和延迟期（＞120秒）。门静脉血栓在这3个时期均表现为无增

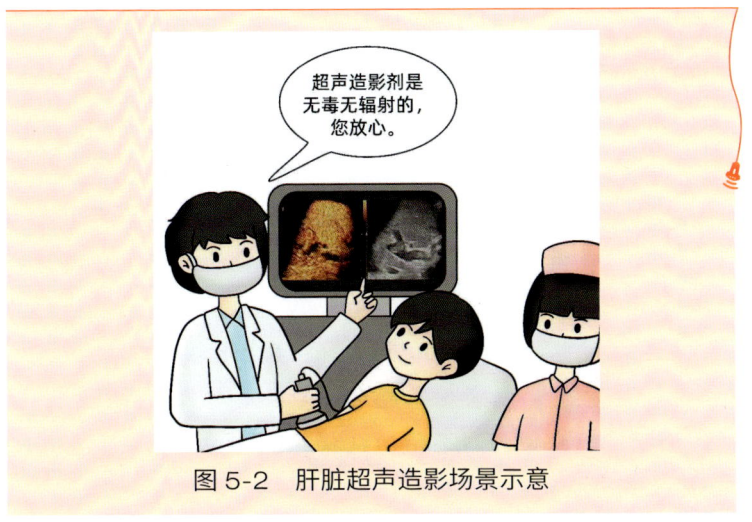

图 5-2　肝脏超声造影场景示意

强,因为它由血小板、红细胞、白细胞等失活物质构成,无血液供应。相比之下,门静脉癌栓是有活性的肿瘤组织,因其供血来源为动脉,在动脉期表现为快速增强,而在门脉期和延迟期则迅速消退,呈现"快进快出"模式。超声造影技术不仅具有较高的诊断价值,而且安全、无辐射;不仅为门静脉血栓和癌栓的鉴别诊断提供了有效手段,而且可以动态监测病灶内的微循环变化,准确评估血流灌注情况。

（撰写：徐瑞　朱好辉；绘图：吴铭）

六问 反复头晕——不容忽视的椎动脉检查

天气渐渐凉了,刘老伯最近频繁出现头晕,眼前发黑的症状。看了医生,医生怀疑刘老伯的症状是颈动脉供血不足引起的。但奇怪的是,做了颈动脉超声后,超声提示颈动脉的血流是正常的,这到底是怎么回事呢?

无奈之下,刘老伯只能求诊专业的神经内科医生,医生敏锐地发现,刘老伯的症状可能是椎动脉供血不足引起的,于是追加了椎动脉超声检查。果然,经过专业的超声检查,刘老伯存在椎动脉供血不足的现象。找到病因后,神经内科医生做了针对性治疗,刘老伯的症状很快就得到了缓解。

那么,什么是椎动脉?它和我们平时熟知的颈动脉有什么区别呢?椎动脉起于锁骨下动脉第一段后上方,发出后穿经第 6 颈椎及以上的横突孔,在寰椎侧块后方向内侧弯曲,穿经枕骨大孔进入颅腔,在脑桥下缘,与对侧椎动脉汇合形成基底动脉。而基底动脉供应大脑后 1/3 区域、脑干、小脑和间脑后部供血,颈动脉和椎动脉是相邻的,走行上也是平行的,颈动脉主要供应大脑前 2/3 区域,且颈动脉相对较粗,而当较细的椎动脉供血不足影响基底动脉时,病人因为小脑供血不足,出现运动失衡等症状,往往比颈动脉供血不足的表现更加剧烈。

检查椎动脉血管的方法有以下几种（图6-1）。

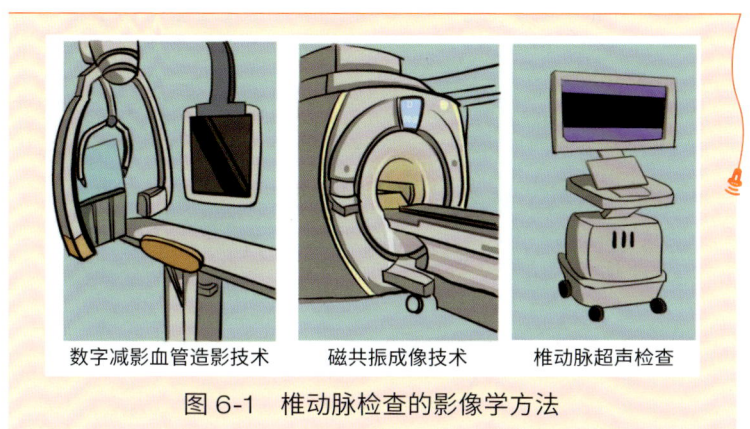

数字减影血管造影技术　　磁共振成像技术　　椎动脉超声检查

图6-1　椎动脉检查的影像学方法

（1）数字减影血管造影技术：通过股动脉穿刺与插入导管，注入造影剂，以数字减影成像技术获得清晰的椎动脉图像，这是椎动脉血管检查的"金标准"，缺点是创伤较大。

（2）磁共振成像技术：能清晰显示椎动脉走行，评估狭窄程度、横突孔变异、内径差异及是否受压等情况，缺点是价格昂贵，操作较为复杂。

（3）椎动脉超声检查：与以上检查方法相比，具有无辐射，无创，操作简单，可以反复进行的优点，是临床上椎动脉检查及治疗后评估疗效的首选手段。椎动脉超声一直默默守护着大脑这一重要的生命中枢。

（撰写：詹嘉　顾诗瑶　吴蓉）

七问 不明原因的血尿、蛋白尿，原来是太瘦惹的"祸"

曾几何时，"A4腰"爆红网络，成为衡量美女身材的重要指标之一。但您知道吗？过于追求"A4腰"也可能对健康造成不良影响，引起血尿、蛋白尿。现在我们就来了解一下，一些不明原因血尿、蛋白尿、腰痛的罪魁祸首——胡桃夹综合征！

一、什么是胡桃夹综合征？

胡桃夹综合征也称为左肾静脉压迫综合征，病人可以出现在任何年龄，患病率在年轻人（20或30岁）和中年人中达到高峰。也是儿童非肾性血尿常见的原因之一。

我们首先了解一下解剖结构，腹主动脉与肠系膜上动脉的解剖位置关系就像一把"胡桃夹子"，左肾静脉在这把夹子的夹角内穿行。在左肾静脉不受压的情况下，肠系膜上动脉和腹主动脉之间的夹角为40°～60°，当此处夹角变窄时，左肾静脉受到挤压，从而导致静脉淤血、扩张。简单来说，就是你的左肾静脉被腹主动脉和肠系膜上动脉给"挤"了一下，就像一根水管被一个钳子夹住了，水流受阻不通畅，左肾静脉受压也是同样的道理。这就是胡桃夹综合征（图7-1）。

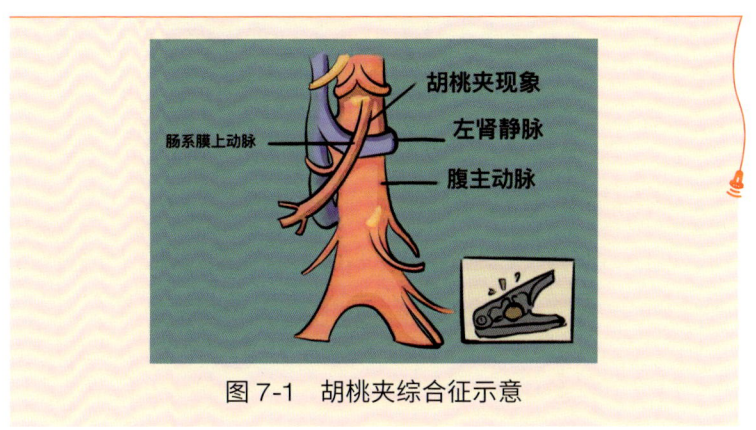

图 7-1 胡桃夹综合征示意

二、什么原因会导致胡桃夹综合征（图 7-2）？

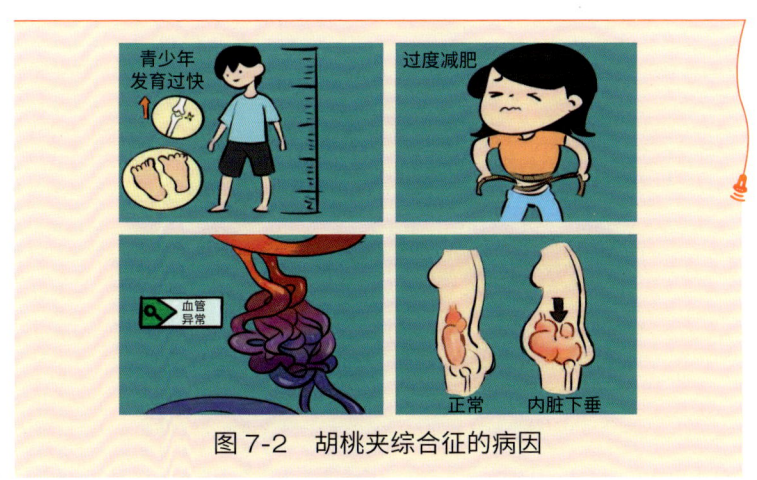

图 7-2 胡桃夹综合征的病因

（1）青少年生长发育较快、体型高瘦。

（2）过度减肥导致腹膜后脂肪组织减少。

（3）先天性血管位置异常，如肠系膜上动脉的起始点移位，或者左肾静脉本身走行异常，都可能导致左肾静脉受压。

（4）部分腹膜后肿瘤、肾下垂等病变。

三、胡桃夹综合征的临床表现有哪些？

（1）血尿：胡桃夹综合征的常见首发表现，在剧烈运动、感冒等诱因下，出现反复无症状的肉眼血尿或镜下血尿。

（2）蛋白尿：当我们发现尿液中出现大量泡沫或浑浊时，建议去医院检查一下。

（3）左侧腰部疼痛。

（4）男性左侧精索静脉曲张、女性月经不调。

（5）慢性疲劳。

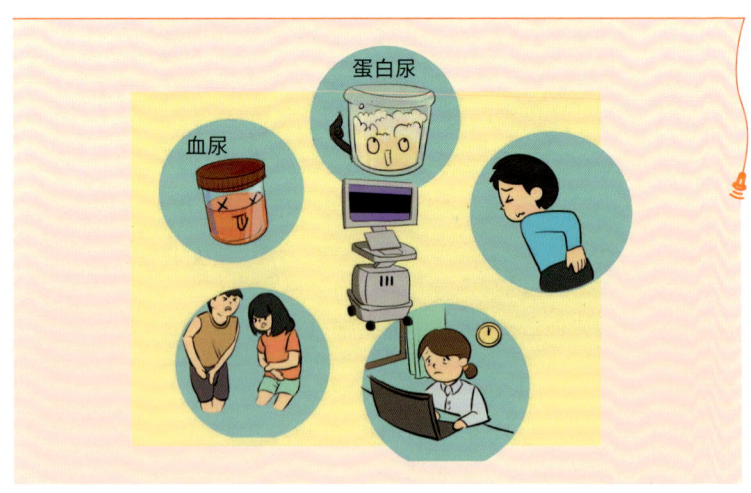

超声对胡桃夹综合征的诊断有着明显的优势，超声检查可清晰显示腹主动脉、肠系膜上动脉及左肾静脉的解剖结构，

观察并测量肠系膜上动脉与腹主动脉之间的夹角及左肾静脉直径比，结合彩色多普勒血流动力学数据，为胡桃夹综合征的诊断提供重要依据。

值得庆幸的是，大多数病人随年龄增长，肠系膜上动脉与腹主动脉夹角处脂肪及结缔组织的增加，或侧支循环的建立，肾静脉淤血状态得以改善，症状会有所缓解。如果病人肾功能正常，无明显并发症，一般无须特殊治疗，但应避免剧烈运动。对于大量血尿（特别是复发性血尿）伴贫血、严重腰痛、自主神经功能障碍、精索静脉曲张形成、肾功能损害等严重症状，以及18岁以下病人保守治疗24个月后，成人病人保守治疗6个月后无效的情况，则可能需要考虑手术治疗。

（撰写：顾诗瑶　吴蓉）

八问 我只是做按摩，怎么会脑梗了呢？——肩颈按摩后警惕椎动脉夹层

> 40岁的小王是一名上班族，每天都需要坐在电脑前面工作，久而久之，各种颈肩腰腿痛找上门来。这天，她和同事一起来到公司楼下的理疗店进行按摩，可是没想到小王在做过按摩后，出现了头晕、恶心等不适症状，之后又出现了一侧肢体无力的表现，紧急来到医院救治。最后小王被诊断为椎动脉夹层引起的脑梗死。

一、什么是椎动脉夹层？

通常人体动脉的血管壁由内膜、中膜和外膜紧密结合在一起，而动脉夹层多由于动脉内膜撕裂，血液在动脉压作用下进入动脉壁内，形成血肿或假腔。椎动脉夹层是青壮年卒中最常见的病因之一。

二、椎动脉夹层病因有哪些？

椎动脉夹层与先天性因素（结缔组织病、肌纤维发育不良等）、后天性因素（吸烟、高血压等）、机械因素（头颈部异常动作、颈部按摩、剧烈运动等）有关。

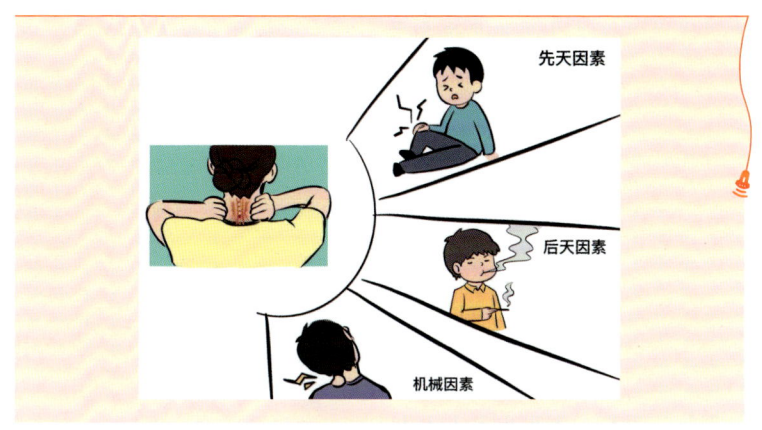

三、颈部按摩为什么会造成血管夹层呢？

椎动脉和颈总动脉是为大脑供血的最主要的两根血管，由于它们自身缺乏骨性结构覆盖保护，位于皮肤和软组织之间容易受外力而损伤，当颈部按摩手法不当或者用力过度时，椎动脉与周围的骨性结构产生碰撞挤压会导致血管壁内膜撕裂，从而使血液进入动脉壁内，形成壁间血肿，引起动脉狭窄、闭塞及动脉瘤样改变，继而可能会导致大面积脑梗死或者脑出血等发生。

椎动脉夹层根据发生位置可分为颅外段及颅内段夹层，前者更为常见，其中由于V3段走行迂曲，并且与寰枢关节相邻，故最易受到损伤。颅外段夹层由于此段动脉中膜及外膜较厚，含弹性纤维多，夹层形成后易从内弹性膜向内进展，形成内膜下剥离，导致动脉狭窄或闭塞，表现为椎基底动脉缺血及后循环梗死；颅内段夹层由于此段动脉中膜及外膜较薄，含弹性纤维少，夹层形成后易从中膜向外膜进展，形成外膜下剥离,导致血管瘤样扩张或破裂,临床症状以疼痛为主,包括头痛和颈部疼痛,部分病人同时伴有缺血和出血表现,如头晕、视力模糊、共济失调等。

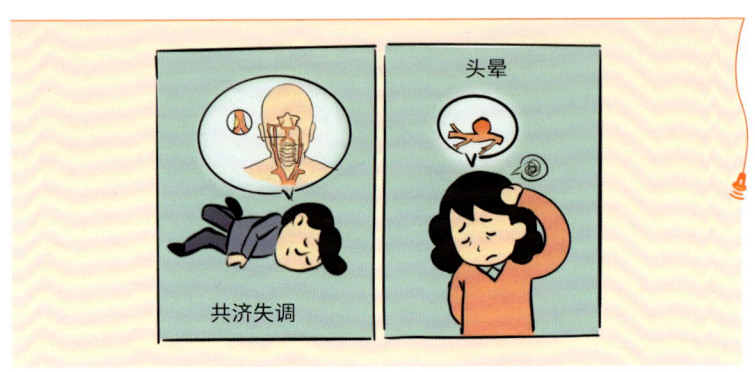

四、怀疑椎动脉夹层应该做什么检查呢?

数字减影血管造影为目前诊断椎动脉夹层的"金标准",特征性表现为内膜瓣双腔征、线样征、鼠尾征及动脉管壁不规则尖锥样或动脉瘤样扩张等。颈部超声、颈部磁共振血管成像或头颈 CT 血管造影亦可提供间接或直接征象以判断有无动脉夹层。

五、如何避免椎动脉夹层的发生

椎动脉夹层的发生可能与各种轻微的颈部活动相关,几乎无法规避。在做颈部肌肉运动、颈部推拿或颈部治疗时最好循序渐进,避免粗暴动作。

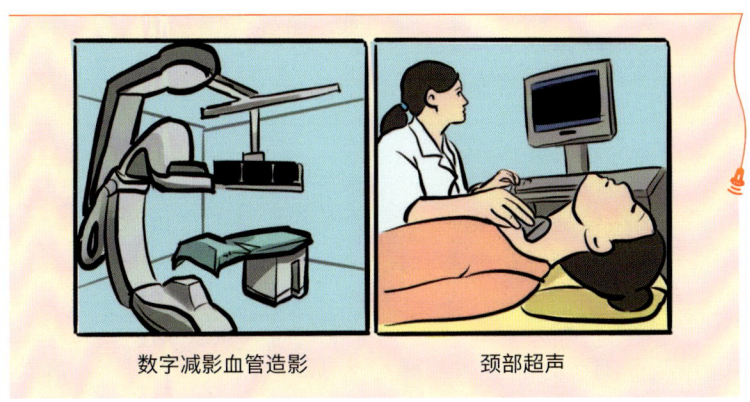

数字减影血管造影　　　　颈部超声

对于已经确诊血管发育缺陷疾病的病人（如结缔组织疾病、血管疾病等），尽量少做颈部推拿和按摩，避免长时间悬垂头部或仰头动作，避免过度牵拉颈部等。

（撰写：张璐妮　顾诗瑶　吴蓉）

九问 警惕"东方美女病"——大动脉炎

《红楼梦》中描写的林黛玉是这样的:闲静时如娇花照水,行动处似弱柳扶风。

在我们的身边,也有一群这样的小姑娘,平时常会感到头晕眼花、双腿乏力,走起路来双脚发软像林黛玉一样弱不禁风,她们脉搏微弱,甚至完全摸不到。如果长时间有这种症状,千万不要认为自己只是体虚,要警惕"东方美女病"!

一、什么是"东方美女病"?

"东方美女病"其实是多发性大动脉炎的俗称,因为多见于30岁以下的年轻亚洲女性,所以常被戏称为"东方美女病"。对比其旖旎的别称,疾病本身却显得没这么美好,这是一种原因未明,主要累及主动脉或其主要分支和肺动脉的慢性非特异性炎性疾病,以动脉以外膜起病为特征,逐渐累及全层,导致血管壁明显增厚、僵硬、顺应性下降,管腔狭窄甚至闭塞或扩张,从而引发一系列症状。

这么可怕的疾病,我又不是女孩子,应该不用担心吧?

其实不然,这个病与免疫、遗传、雌激素等因素相关,所以男性也可能得病!

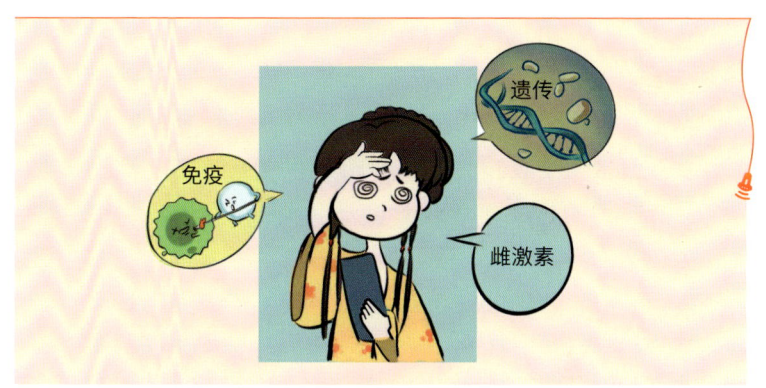

二、多发性大动脉炎有哪些症状?

多发性大动脉炎常累及头臂血管、肾动脉、胸腹主动脉及肠系膜上动脉等,常呈多发性,因病变部位不同而临床表现各异。年轻人,特别是年轻女性,如果发现以下症状(图9-1),就需要高度警惕大动脉炎。

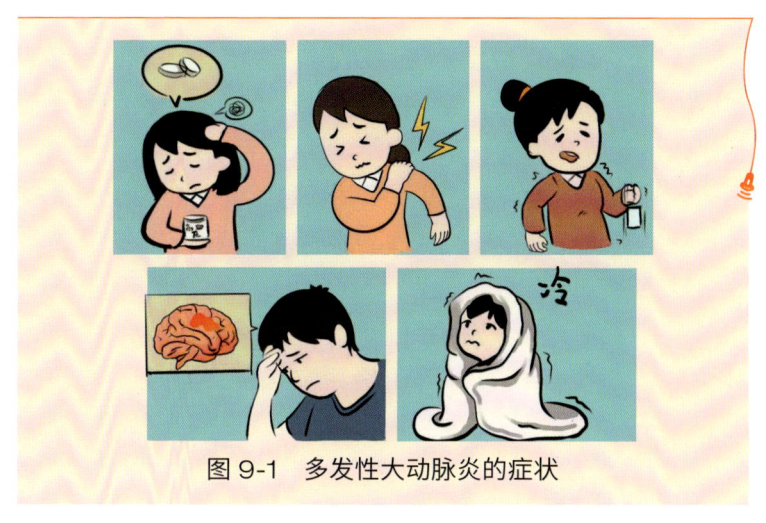

图 9-1 多发性大动脉炎的症状

（1）近期出现的高血压或顽固性高血压，吃药后不能缓解。

（2）肢体运动障碍（进行性乏力、疼痛等）。

（3）一侧或双侧肱动脉搏动减弱或无搏动。

（4）脑动脉缺血症状，颈动脉搏动减弱或消失，颈部血管杂音。

（5）不明原因的低热等。

三、怀疑多发性大动脉炎时需要做哪些检查(图9-2)?

（1）实验室检查：红细胞沉降率，C-反应蛋白等可能出现异常，仅作为参考。

（2）超声：可作为大动脉炎的首选筛查手段，可探查主动脉及其分支有无狭窄或闭塞，了解肢体血流情况，还可测定病变动脉的远端、近端血流及波形，测定肢体动脉压力。

（3）CT血管造影：可以明确主动脉及各分支受累情况，血管壁有无增厚，管腔有无狭窄。但CT无法判断管壁增厚是由于存在炎症，还是由于发生了纤维化等其他原因。

（4）磁共振血管成像：可以看到血管壁有无炎症，以及炎症的轻重程度，还可能看到血管壁的厚度，血管有无狭窄、闭塞。

（5）血管造影：对头臂血管、胸-腹主动脉、肾动脉、肺动脉进行全面检查。可明确狭窄部位、程度、侧支情况等。

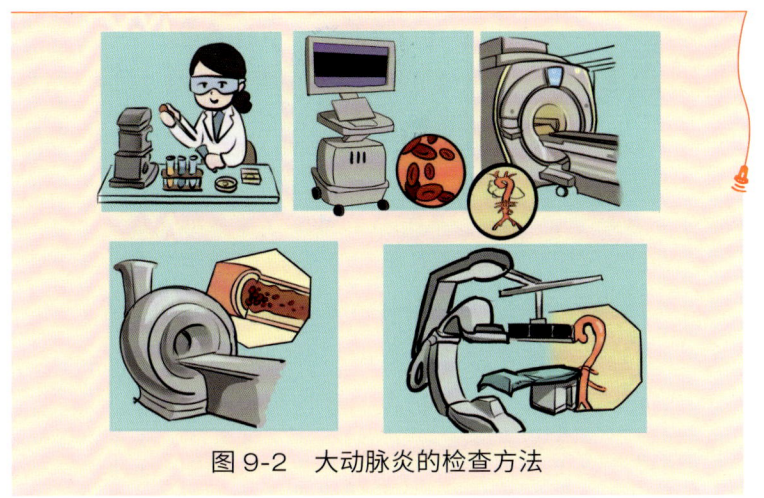

图 9-2　大动脉炎的检查方法

四、多发性大动脉炎该如何治疗？

大动脉炎是一种全身性疾病，应该以内科治疗为基础，外科只治疗因该病引起的狭窄、闭塞等血管病变。早期、规范的糖皮质激素和免疫抑制治疗在一定程度上可延缓病情的进展。大动脉炎预后主要取决于病人自身的病情严重程度，此外还与高血压的程度及脑供血情况有关，若能及时发现，及早治疗，则预后一般较好。

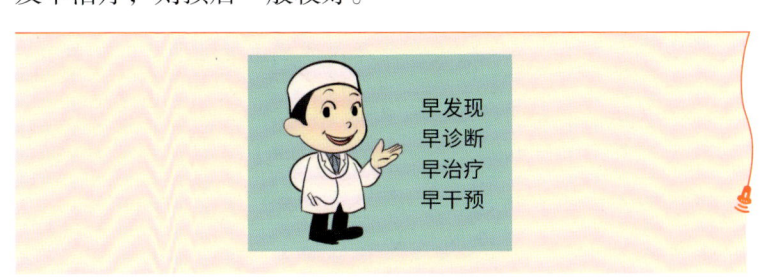

（撰写：顾诗瑶　张璐妮　吴蓉）

十问 发现易损斑块，预防脑梗——颈动脉超声造影的那些事儿

中国人目前的第一大死亡原因是脑卒中，第二是缺血性心脏病，第三才是我们谈之色变的癌症。脑卒中已成为威胁人类健康的主要原因之一，具有发病率高、致死率高、预后差的特点。而颈动脉易损斑块破裂是诱发急性缺血性脑卒中的重要原因。

一、什么是颈动脉易损斑块？

动脉斑块的全称是动脉粥样硬化斑块，指动脉管壁内膜的黄白色粥样块状物质。多种危险因素共同导致动脉粥样硬化斑块的形成，如"坏"胆固醇（低密度脂蛋白等）升高、高血压、糖尿病、吸烟、高盐饮食等。

颈动脉易损斑块即不稳定斑块，具有破裂及血栓形成倾向，从而引发脑卒中。当斑块体积过大时，可致颈动脉管腔狭窄，引起颅内缺血性疾病；当易损斑块破裂或血栓脱落时，可引发一系列心脑血管疾病，因此颈动脉易损斑块被称为"不定时炸弹"。研究表明，颈动脉易损斑块内的新生血管密度与脑卒中发生率高度相关。

二、易损斑块如何引起脑卒中？

斑块体积的增大可导致动脉管腔狭窄，引起颅内低灌注量。轻者引发脑部供血不足，如一过性黑矇，短暂性脑缺血发作等；重者引起脑部缺血，如嘴歪眼斜、口吐白沫、晕倒甚至死亡。一旦易损斑块发生破裂，部分碎片脱落时可形成栓子，导致颅内中、小动脉闭塞，引起各种脑实质缺血症状。调查显示，在我国45岁以上的人群中，确诊为脑卒中或短暂性脑缺血发作的病例中，颈动脉斑块的检出率接近80%。因此，颈动脉易损斑块是导致脑卒中的"隐形杀手"（图10-1）！

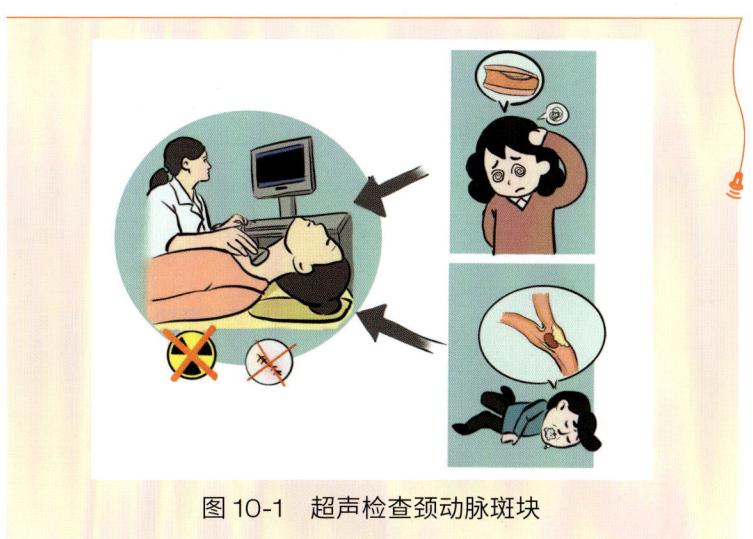

图10-1　超声检查颈动脉斑块

三、超声造影可以检出易损斑块

怎样才能知道我们的颈动脉斑块是有破裂倾向的"易损斑块"呢？现在就来介绍评估颈动脉斑块稳定性的"侦察

兵"——超声造影。

超声造影是在常规超声检查的基础上，通过静脉注射超声造影剂，提高小斑块的检出率，改善伪影对斑块表面轮廓的影响，并可视化及半定量分析斑块内部的新生血管生长情况，无创性评价斑块的稳定性及急性脑卒中的发生风险，是一种预防和诊断颈动脉易损斑块的安全、有效、无创的检查方法。

四、哪些情况下需要做颈动脉超声造影？

国家卫生健康委员会发布的《脑卒中人群筛查及综合干预技术方案》要求针对40岁以上居民开展脑卒中危险因素的筛查和风险评估，其中颈部血管斑块筛查是重要内容之一。经常规超声检测出颈动脉斑块的病人，在以下情况下需要进行超声造影（图10-2）。

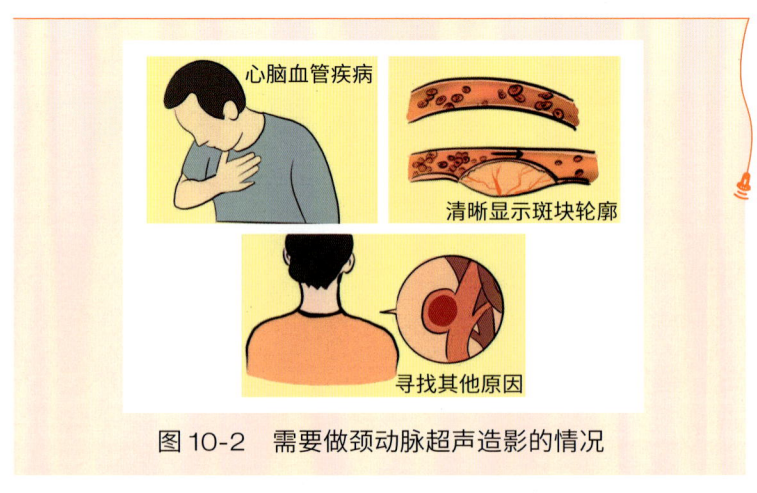

图10-2　需要做颈动脉超声造影的情况

（1）心脑血管疾病的中高风险人群，识别斑块内新生血管从而评价斑块稳定性。

（2）需要清晰显示斑块轮廓，如精确测量管腔狭窄程度、确定有无溃疡及制订手术计划。

（3）寻找血管病变的其他原因，如血管炎和动脉瘤。

（撰写：顾诗瑶　张璐妮　吴蓉）

十一问 当心"蚯蚓"爬上腿——超声检查带你了解"美腿杀手"(下肢静脉曲张)

您是否有过这样的经历:久站或久坐后,小腿沉重得像被灌了铅;晚上躺下时,腿部总是酸胀不已,怎么调整姿势都不舒服;腿部经常感到胀痛,尤其是足踝部,甚至出现水肿;睡觉时,腿部时常抽筋、发酸;皮肤逐渐变成茶色,脚踝内侧还可能出现湿疹和瘙痒感;甚至腿上摸到一根根像"蚯蚓"一样的东西……

如果您有类似症状,那就需要警惕了,这可能是"美腿杀手"(下肢静脉曲张)在悄悄侵袭你的腿部血管(图11-1)。那么,什么是下肢静脉曲张?它如何影响您的健康?如何通过超声进行检查诊断呢?

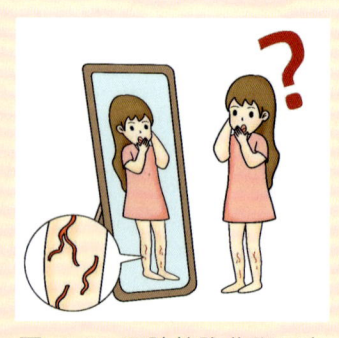

图11-1 下肢静脉曲张示意

一、什么是下肢静脉曲张?

下肢静脉曲张是血管外科最常见的疾病之一,通常发生在大隐静脉或小隐静脉及其属支。它是一种反复发作、久治不愈的疾病,严重影响病人的生活质量。静脉曲张的根本原因在于静脉瓣膜功能不全,使得血液回流受阻,导致静脉内压力升高,进而出现下肢浅静脉扩张、迂曲,看上去就像蚯蚓一样。这些变化常伴随有腿部酸胀、沉重、疼痛等症状,甚至可能发展成慢性溃疡或其他严重并发症。下肢静脉曲张多见于以下人群(图 11-2)。

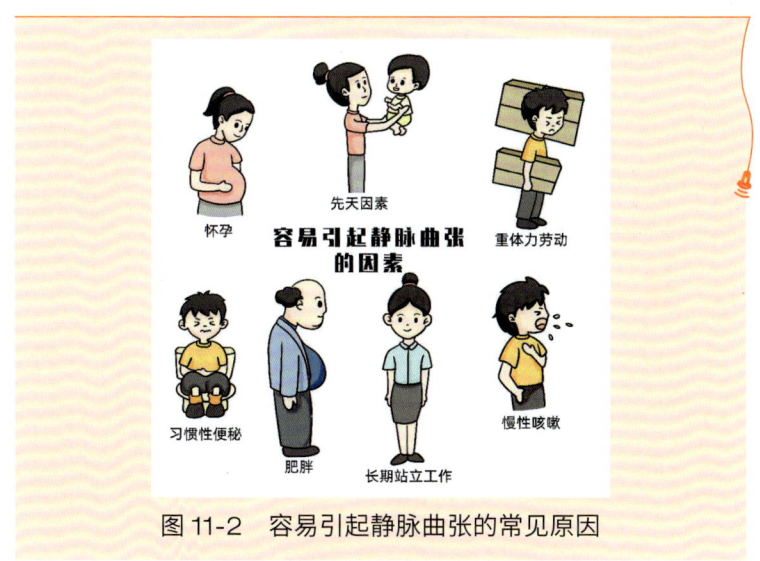

图 11-2 容易引起静脉曲张的常见原因

二、超声检查如何帮助诊断下肢静脉曲张?

超声检查是诊断下肢静脉曲张的常用方法之一,具有无创、安全、可重复性强等优点。它可以清晰地观察静脉血管结构，了解病变的程度和范围，为治疗方案的制订提供重要依据。

（1）静脉走行和内径：静脉曲张时，超声图像上显示静脉走行迂曲，内径增宽。

（2）血流异常：超声检查可发现静脉曲张部位血流速度减慢，甚至出现反向血流。

（3）静脉瓣功能：静脉瓣膜功能不全是下肢静脉曲张的根本原因。超声可评估瓣膜功能是否完好。当浅静脉反流持续时间超过 0.5 秒时，提示静脉瓣膜功能不全。

（4）穿静脉功能：穿静脉增宽，内径≥3 mm，诱发动作反流持续时间＞0.5 秒，提示穿静脉功能不全。

（5）血栓形成：部分下肢静脉曲张病人可能合并血栓形成，超声检查可以发现静脉内是否存在血栓，这是治疗中需要特别关注的因素。还可以出现静脉管壁增厚，内膜不光滑，局部管壁回声增强或减弱。

三、如何预防和保护您的美腿？

预防下肢静脉曲张，首先要保持良好的生活习惯，避免久站或久坐，要适当运动以增强下肢血液循环。日常生活中，穿着合适的鞋子和弹力袜，避免长时间保持相同姿势，也能有效降低静脉曲张的发生风险。

如果已经出现症状，应及时就医并进行超声检查，尽早发现问题，避免病情加重，保护您双腿的健康。

（撰写：丁晓 朱好辉；绘图：吴铭）

十二问 青年人不明原因脑梗——超声检查带你探索颈动脉里的"脚蹼"（颈动脉蹼）

王女士今年34岁，既往身体健康，近期体检时发现血脂偏高。王女士赶紧来到医院进行颈动脉斑块超声筛查。拿到检查报告后王女士傻眼了，报告提示"右侧颈动脉分叉处膜样结构，考虑颈动脉蹼"。"颈动脉蹼是什么？我年纪轻轻的怎么血管里会长东西呢？"此时的王女士感到非常迷茫和疑惑。那么颈动脉蹼会对王女士的身体有什么影响呢？我们先从颈动脉蹼是什么说起。

一、什么是颈动脉蹼？

颈动脉蹼是指从颈动脉后壁突出，并延伸至动脉腔内的薄膜样片状物。通常位于颈内动脉起始部，易误诊为动脉粥样硬化斑块或者夹层。"蹼"，本意为"脚趾中间的薄膜，洑水时拨水之用"，由于其是"腔内的薄膜样片状物"，因此取名为蹼。经多位研究者进行病理研究证实，颈动脉蹼的本质是非典型性内膜型肌纤维发育不良，其出现原因仍不太清楚（图12-1）。

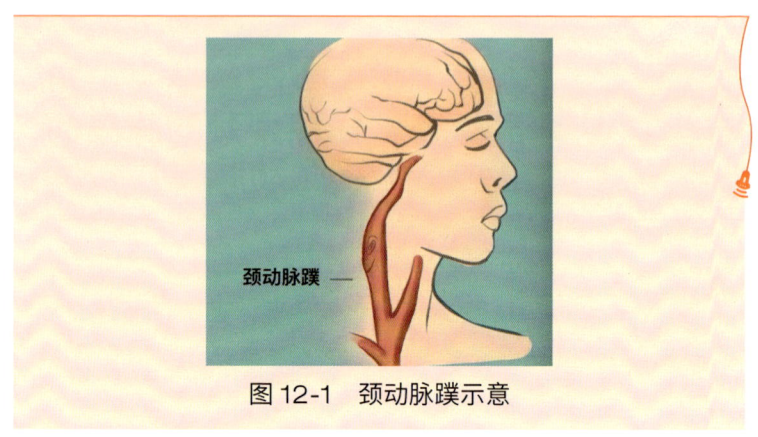

图 12-1 颈动脉蹼示意

二、颈动脉蹼的危害

颈动脉蹼改变了颈动脉管腔结构而致血流动力学异常。血液流经此处时会产生涡流而致血液淤滞，局部易形成血栓，随着血栓体积增大，容易发生脱落并向远处移动，从而引起颅内动脉栓塞。研究显示，不明原因的脑卒中病人中颈动脉蹼患病率达 21.2%。

三、怎么诊断颈动脉蹼？

颈动脉蹼的特征非常显著，与"蹼"这个名词相关，通过影像学检查而获得明确诊断非常容易。超声上可见颈动脉管腔内漂浮的薄膜；增强 CT 轴位表现为薄层隔膜，矢状切面表现为沿着颈动脉球后壁腔内薄层充盈缺损；数字减影血管造影显示最清晰，颈内动脉后壁薄膜样突起、造影剂排空延迟（图 12-2）。

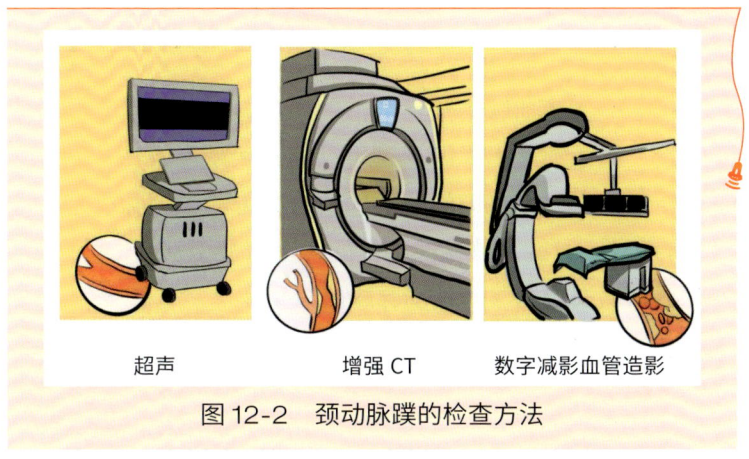

超声　　　增强CT　　　数字减影血管造影

图12-2　颈动脉蹼的检查方法

四、治疗

对于无症状颈动脉蹼的病人，暂不需要采取药物或手术治疗，常规颈动脉超声随访即可。

对于反复发生隐源性卒中的病人，一旦确诊颈动脉蹼，应积极干预。目前颈动脉蹼治疗方案包括以下两种（图12-3）。

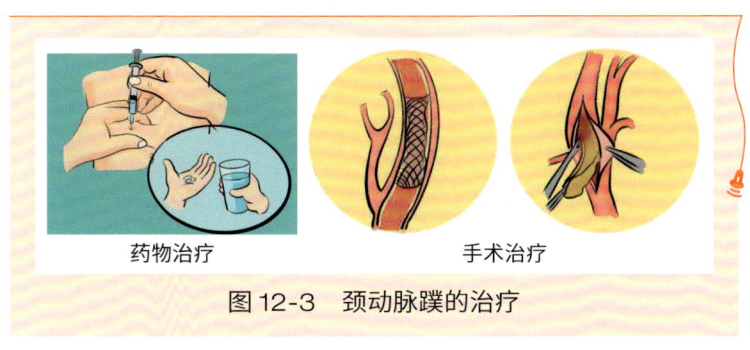

药物治疗　　　　　手术治疗

图12-3　颈动脉蹼的治疗

（1）药物治疗：标准化抗凝治疗或抗血小板治疗。

（2）手术治疗：支架植入或颈动脉内膜剥脱术治疗颈动脉蹼有效。

整体上，颈动脉蹼是一个报告较少且未被重视的卒中危险因素。相比动脉粥样硬化斑块，颈动脉蹼常因其看似无害而被临床医生忽视，但问题是这看似无害的颈动脉蹼是血栓栓塞的来源，可能是缺血性卒中的一个未被识别的危险因素。因此，早期发现和诊断颈动脉蹼至关重要。

（撰写：张璐妮　顾诗瑶　吴蓉）

周围血管篇

十三问 假期出行，警惕沉默的杀手——"经济舱综合征"

假期出行长时间乘坐飞机后，都免不了久坐后脚肿、酸胀淤血，多数人正常活动活动也就好了，但少数人却刚下飞机就被送入医院，这是为什么呢？其实，在长途旅程中，隐藏着一个"杀手"——"经济舱综合征"。

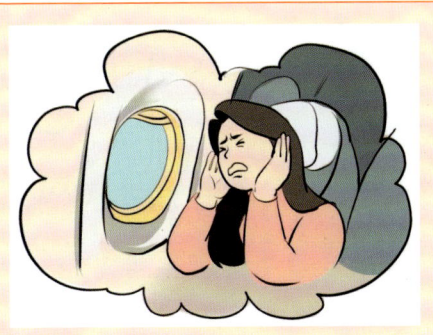

一、什么是"经济舱综合征"？

经济舱综合征是指由于长时间空中飞行，静坐在狭小而活动受限的空间中，下肢静脉回流减慢，血流淤滞，同时有的人为了避免频繁去洗手间而减少饮水，血液比平时黏稠，在此情况下就易形成血栓，下飞机后血栓流动进入肺部血管时，引起肺动脉栓塞，严重时可危及生命。因为最初发现的病人大多是来自乘坐比较狭窄的经济舱座位的乘客，故而得名。

当然,并非只有坐经济舱才会出现"经济舱综合征",任何久坐不活动下肢的情况——乘坐其他长途的交通工具如火车或汽车等,久坐工作、打游戏、玩麻将时,都有患"经济舱综合征"的风险。此外,近期大手术、创伤骨折的卧床制动病人、慢性病病人、孕期和产后及长期口服避孕药的女性,以及高龄、肥胖人群均容易罹患此病。

二、症状和体征(图 13-1)

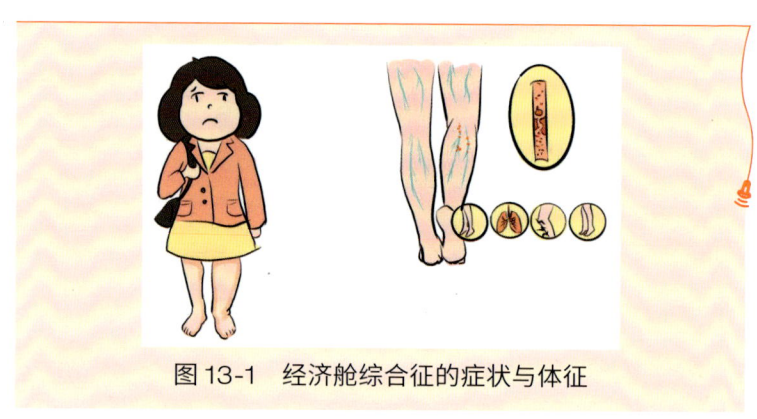

图 13-1 经济舱综合征的症状与体征

(1)突发性单侧肢体肿胀。

(2)患侧肢体持续性疼痛、胀痛,可以出现血栓部位压痛。

(3)由于静脉血液回流淤滞,患肢皮肤多呈紫红色,皮肤温度升高明显。当出现严重肿胀压迫动脉时,可出现皮肤颜色苍白、青紫甚至花斑,同时皮肤温度下降。

（4）如果突然出现呼吸困难、活动气短，或者突发胸痛或上腹痛，甚至咯血、晕厥、休克，要警惕可能发生了肺栓塞。

三、诊断

超声检查为无创性的检查，不但可以显示血流状况，还可以观察血管的结构，显示血栓的部位、范围和回声特征，对下肢静脉血栓的诊断和临床疗效的评估具有极其重要的意义。灰阶超声结合彩超检查具有安全、准确、无创、迅速、可重复等优点，为诊断下肢静脉血栓形成的首选方法。

四、预防和治疗

"经济舱综合征"重在预防。

（1）多运动，避免长时间站立或久坐，减少血液淤滞在深静脉内形成深静脉血栓的机会。如果工作需要长时间站立或久坐，建议穿弹力袜进行预防。

（2）经常饮用白开水、果汁或牛奶，补充水分。避免饮用酒精和咖啡。

（3）避免交叉腿及膝关节，避免膝关节背面受压。

发病后14天内为急性期，病人一般采用卧床休息，抗凝治疗或溶栓治疗等治疗方式，利于血栓自溶及管腔再通。转入慢性期后，主要采用物理治疗和药物治疗。

有凝血危险因素的人群，一旦出现症状，应及时到医院进行检查，超声检查能马上明确诊断。

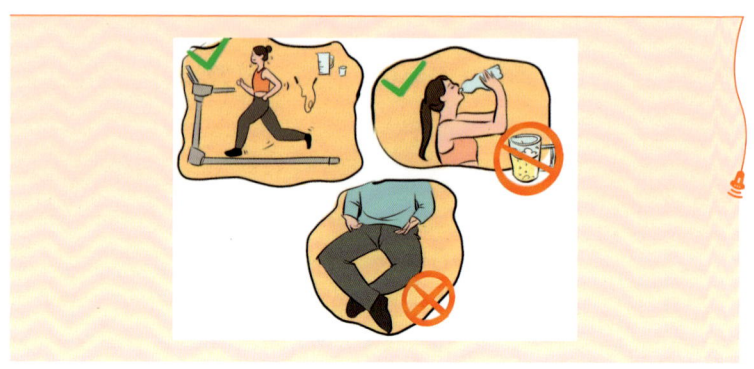

(撰写:顾诗瑶 张璐妮 吴蓉)

十四问 青年男子突发脚趾剧痛、发黑——超声检查带你揪出病因（血栓闭塞性脉管炎）

您是否曾看过这样的新闻："一位年轻男子，突然感到脚趾剧痛，伴随灼热感和冰冷感交织，脚趾逐渐变黑，仿佛被某种无形的力量吞噬……"这种症状可能不是小小的伤害或疲劳，而是血栓闭塞性脉管炎（图14-1）。

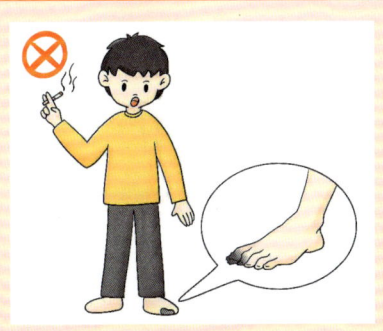

图14-1 血栓闭塞性脉管炎

一、什么是血栓闭塞性脉管炎？

血栓闭塞性脉管炎，主要发生在中小动脉，偶尔也会波及静脉和神经，进而引发一种慢性且渐进性的节段性血管炎症。病变可侵袭血管的各层，导致血管狭窄或闭塞。常见于重度吸烟的青壮年男性，典型症状包括间歇性跛行、静息痛，甚至游走性血栓性静脉炎。下肢受累时,血液流动受阻,可能导致剧烈疼痛、溃疡和坏疽,严重时,甚至面临截肢。

二、这种剧痛到底是怎么发生的?

血栓闭塞性脉管炎的发病机制尚不完全明确,但吸烟、寒冷及自身免疫反应等因素与发病密切相关。当病情突发时,病人会感到剧烈的疼痛,同时,血液循环受阻,氧气无法有效输送到肢体末端,组织在缺氧中逐渐坏死(图14-2)。肢体逐渐变黑,最终可能失去功能,甚至需要截肢,给病人带来的不仅是生理上的折磨,还有巨大的心理冲击。

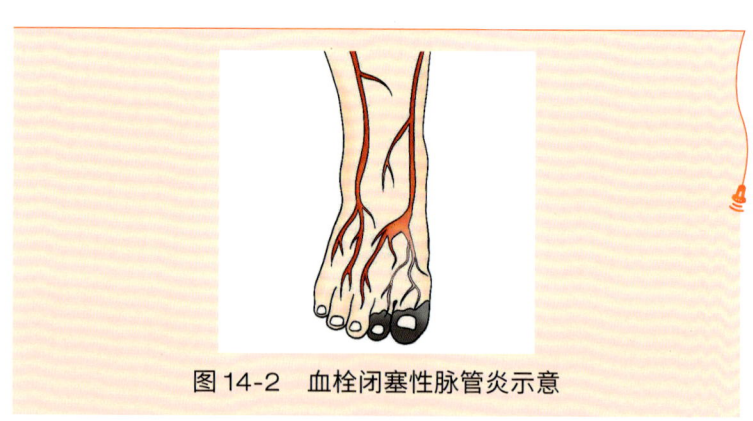

图 14-2　血栓闭塞性脉管炎示意

三、超声检查究竟如何发挥至关重要的作用呢?

超声检查被称为医生的"透视眼",它能够清晰显示血管结构、血流变化,以及血管狭窄或闭塞的情况。通过超声,医生可以判断血栓的大小、形态和位置,从而帮助制订精准治疗方案。

四、如何治疗血栓闭塞性脉管炎？

早期诊断至关重要，早发现早治疗能显著改善预后。常见的治疗方法包括戒烟、药物治疗、保暖及手术治疗。戒烟是基础治疗，因为吸烟是此病的主要诱因。保暖有助于改善血液循环，缓解疼痛。药物治疗包括扩血管药物、抗血小板药物及抗凝药物，这些药物可促进血流、预防血栓形成。对于病情严重的病人，若药物无效，可能需要考虑手术治疗，如血管旁路移植术。

五、如何预防血栓闭塞性脉管炎？

预防此病的关键是保持健康的生活方式，包括戒烟、限制酒精摄入、避免过度劳累和精神压力过大。寒冷季节注意保暖，避免暴露在低温下。适量运动也有助于增强体质和免疫力。

总的来说，血栓闭塞性脉管炎是一种危害健康的血管疾病，早期诊断和治疗能显著提高病人的生存质量。出现脚趾剧痛、发凉、颜色变化等异常症状时，及时就医并进行超声检查，才能实现早期干预治疗。通过健康生活习惯和预防措施，可以降低发病风险，保持健康血管和活力四射的身体。

（撰写：邢雨　朱好辉；绘图：吴铭）

十五问　别再给血管添"堵"啦——给易"堵"人群的一封信

说到血管，我们最怕的事，"堵"肯定榜上有名。营养物质和氧气依靠血管才能输送到各个脏器，一旦血管堵塞便会引起疾病，甚至威胁生命。

如果将血管比作一根水管，那血管中的胆固醇、甘油三酯、低密度脂蛋白等过多时就变成斑块，积累成了"水垢"。当水垢越积越多，水流会明显受阻，水管发生堵塞的概率就大大增加。

哪类人群容易给自己添"堵"呢？

血管会随着人体衰老而逐渐老化，有些人的血管更加"脆弱"，容易堵塞，以下几类人需要格外当心。

（1）肥胖者：由于食物摄入过多或机体代谢的改变，体内脂肪积聚过多造成体重过度增长并引起人体病理、生理改变。

（2）生活无规律和饮食不当者：爱吃高热量、高胆固醇、高饱和脂肪酸类食物的人群。

（3）长期久坐者：运动量少且长期静坐。

（4）吸烟、酗酒或有高脂血症家族史者；高血压、糖尿病病人；有冠心病或动脉粥样硬化病家族史者，尤其是直系亲属中有早发病或早病死者；已有冠心病、脑血管病或周围动脉粥样硬化病者。

（5）高龄：一般情况下，女性55岁、男性45岁以后，血管斑块沉积的速度会加快，血管壁随之也会越来越厚。此类人群斑块沉积的速度加快，出现堵塞的概率增加。

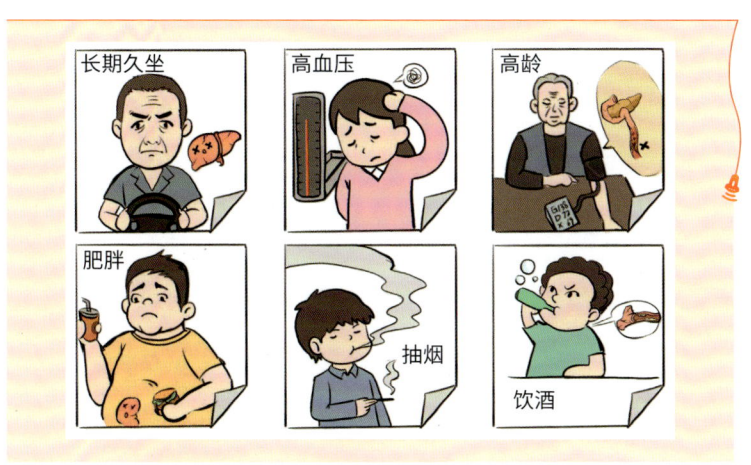

想要让血管更健康，需要从生活细节做起，尽量避免血管中斑块堆积。我们应该做到以下几点。

（1）积极控制危险因素：高血压、糖尿病及伴有血脂异常的病人，需在医生指导下根据个体情况控制血压、血糖及血脂。

（2）改变不健康生活方式：通过减少饮食的热能和增加体育运动减轻或控制体重；保持积极乐观、豁达和轻松的心情；改善饮食，适量喝水；戒烟、控制饮酒。

（3）药物治疗：根据个人具体情况可选择抗血小板药物，如阿司匹林，以预防心脑血管疾病。

（4）手术治疗：如果颈动脉狭窄已经比较严重（超过

70%），并且已有相应的短暂性脑缺血发作症状，应尽快到医院做进一步检查。必要时医生可根据情况选择做颈动脉内膜切除术或血管内支架置入术。

（5）保持充足睡眠，定期体检筛查等。

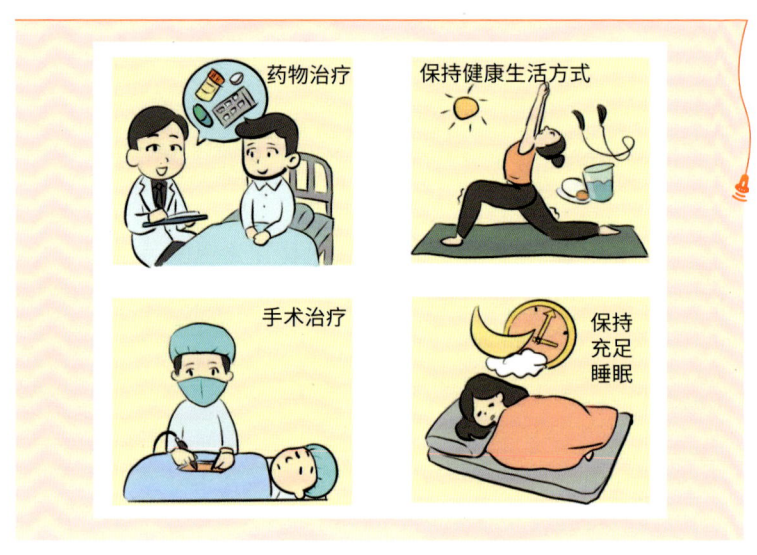

（撰写：张璐妮　顾诗瑶　吴蓉）

十六问 体检发现"颈动脉斑块"该怎么办?

不少人在体检中发现"颈动脉斑块",会担心这是否意味着患脑卒中的风险升高。那么,颈动脉斑块究竟是什么?需要如何处理?本问为您解答。

一、什么是颈动脉斑块?

颈动脉斑块是脂质、钙质等物质在血管壁沉积形成的局部隆起(图16-1)。它是动脉粥样硬化的一种表现,类似于水管内的"水垢",多与年龄增长相关。我国40岁以上人群的斑块检出率约40%,60岁以上人群接近90%。

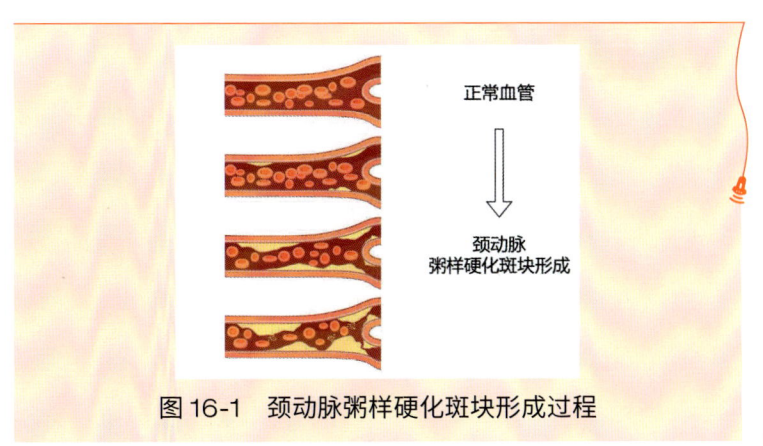

图16-1 颈动脉粥样硬化斑块形成过程

二、发现斑块怎么办？

1. 生活方式干预

（1）饮食：推荐多吃蔬果、谷物，减少饱和脂肪酸、食盐的摄入，增加鱼类的摄入。

（2）运动：每周至少150分钟中等强度运动（如快走、游泳），避免久坐。

（3）控制体重：通过饮食和运动维持健康体重。

2. 药物治疗

（1）抗血小板药物：中度及以上狭窄（≥50%）的病人可使用阿司匹林或氯吡格雷。

（2）他汀类药物：适用于伴不稳定斑块或狭窄（≥50%）的病人，目标是将LDL-C控制在1.8 mmol/L以下。

3. 定期检测

定期进行颈动脉超声随访，观察斑块变化。

三、颈动脉斑块是否需要手术治疗？

手术适用于严重狭窄（≥70%）或有脑卒中病史的病人，包括颈动脉内膜切除术和颈动脉支架术（CAS）（图16-2）。手术前需综合评估风险，围术期并发症风险低于3%时，可考虑手术。

总结

颈动脉斑块提示血管健康需要关注，但无须恐慌。通过健康的生活方式、合理的药物治疗和定期随访，可有效降低脑卒中风险。早发现、早干预是关键！如有疑问，请咨询专业医生。

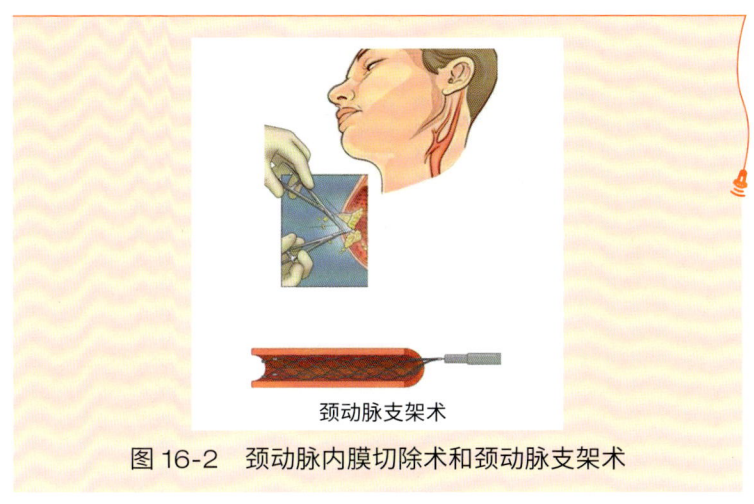

图16-2 颈动脉内膜切除术和颈动脉支架术

（撰写：张鹏飞 刘芳芳 丁超凡；绘图：丁超凡）

甲状腺篇

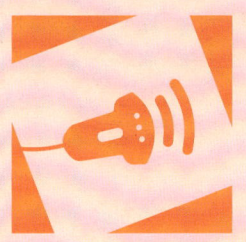

十七问 "桥本氏甲状腺炎"知多少

一、什么是桥本氏甲状腺炎？

可能有人会问，身边的人好多患有桥本氏甲状腺炎，这种甲状腺炎要不要消炎治疗，会不会变成恶性肿瘤呢？

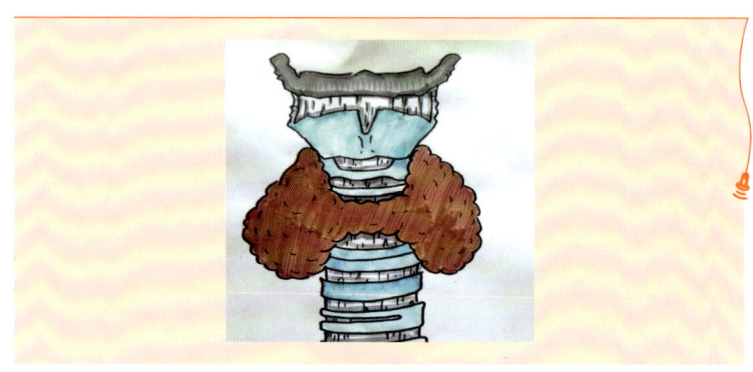

其实大家不用谈"甲"色变。据统计，近年来甲状腺结节的发病率有所增高，但是良性的甲状腺结节还是占大多数。桥本氏甲状腺炎与我们平时所说的其他炎症，比如淋巴结炎等不同，它属于自身免疫性疾病的一种，又叫慢性淋巴细胞性甲状腺炎。它是甲状腺弥漫性病变的一种，好发于中青年女性，因日本学者 Hashimoto 首先报告而得名，通常是遗传因素和环境因素共同作用的结果。

二、桥本氏甲状腺炎的临床表现

早期发病隐匿，进展缓慢，没有特殊的临床特征。随着病程发展，部分病人可能出现咽部不适、颈部增粗、局部疼痛等症状。

当并发甲亢时，临床表现为心率加快、食欲亢进、消瘦、易怒、眼球突出等。

当并发甲减时，临床表现为怕冷、心动过缓、脱发、便秘、月经不规律等。

三、桥本氏甲状腺炎的辅助检查有哪些？

1. 甲状腺功能实验室检查，也就是甲功六项的抽血化验检查

甲状腺过氧化物酶抗体和抗甲状腺球蛋白抗体升高，是桥本氏甲状腺炎诊断的特异性指标。如果游离三碘甲状腺原氨酸、游离甲状腺素升高，促甲状腺激素降低，说明病人可能患有甲亢。如果游离三碘甲状腺原氨酸、游离甲状腺素降低，促甲状腺激素升高，说明伴随着甲减。

2. 甲状腺超声，也就是彩超检查

从超声图像来看（图17-1），甲状腺呈现弥漫性病变，体积增大，实质回声弥漫性增粗、减低，分布不均匀，可见细条样或网格状强回声，符合桥本氏甲状腺炎的超声表现。

桥本氏甲状腺炎病人是不是就不会长甲状腺结节了呢？答案是否定的。

桥本氏甲状腺炎可以出现高回声结节，边界清晰，周边没有声晕，考虑是良性的桥本增生结节，可以随访观察。

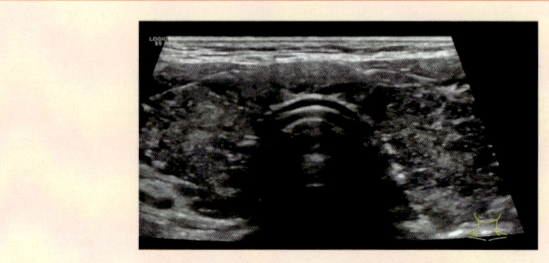

图 17-1 桥本氏甲状腺炎超声图像

那会不会伴随着恶性的结节呢？答案是肯定的。

一小部分病人可以合并出现甲状腺乳头状癌或淋巴瘤，最终可以通过手术切除得到证实。

甲状腺良性和恶性结节都可以与桥本氏甲状腺炎共存，相关研究报告，桥本氏甲状腺炎的病人发生恶性肿瘤的风险会有所增加。

3. 核素扫描

甲状腺核素扫描可见"冷结节"，但不作为常规检查手段。

四、桥本氏甲状腺炎的治疗

甲状腺功能正常时，可以不需要特殊处理，随访观察即可。如果合并甲亢或甲减，要进行相应的药物治疗。合并甲状腺结节者，若怀疑恶性，可以进行细针穿刺细胞学检查或手术切除。

此外，平时要低盐低脂饮食，减少不必要的辐射，保持良好的情绪，养成良好的生活习惯。

（撰写：赵浩；绘图：赵浩）

甲状腺篇

十八问 甲状腺结节中的"钙化之光"

一、什么是甲状腺结节钙化?

甲状腺结节是一种常见的疾病,全球范围内有大量病人。据估计,约5%的甲状腺结节可能是恶性的。在这些结节中,甲状腺钙化是一种常见的表现形式。研究显示,约40%的恶性结节和20%的良性结节表现出不同形式的钙化。甲状腺结节钙化指的是甲状腺结节内部因多种原因而形成的钙质沉积。这种现象可以通过超声或其他影像学检查清晰地观察到,结节内部呈现出不同形态和密度的高回声。

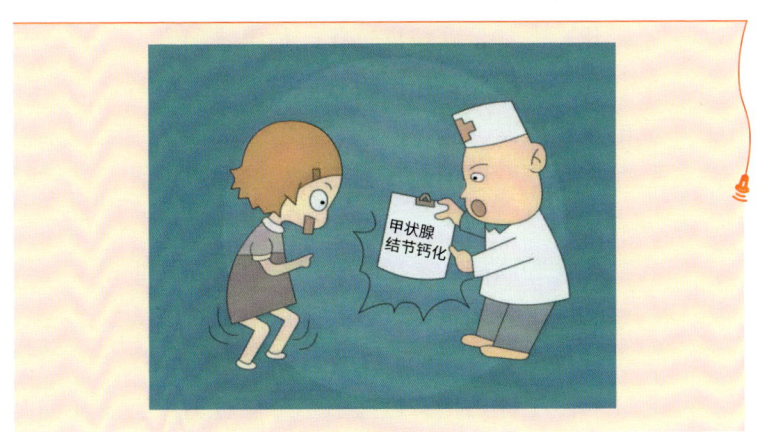

二、甲状腺结节钙化的临床意义

在临床实践中,甲状腺结节钙化具有重要意义,不同类型的钙化特征有助于医生评估结节的性质，包括其良恶性风险，并据此制订相应的治疗方案。然而，需要注意的是，甲状腺结节的钙化并不总是特异性地预示其良恶性。因此，医生通常需结合其他超声特征、临床资料及必要的生化检查来进行全面评估和诊断，以确保准确判断和制订最佳治疗方案。

三、超声检查中甲状腺结节钙化的类型

在超声诊断中，根据钙化结节的直径进行分类，直径大于 2 mm 的称为粗钙化；而直径小于等于 2 mm 的称为微小钙化，其超声表现多为针尖状、颗粒状、点状或砂粒状。这些分类标准有助于医生在超声检查中更精确地描述甲状腺结节的钙化特征，为进一步的诊断和治疗提供重要参考。

微小钙化，尤其是砂粒样钙化，与甲状腺癌，尤其是乳头状癌密切相关。因此，超声检查中发现的微小钙化是诊断甲状腺癌的重要依据。

粗钙化在超声图像中表现为粗大的强回声后伴声影。大多数研究者认为，粗钙化在良性病变中更为常见。然而，关于粗钙化与恶性肿瘤的关系仍存在一些争议，其能否作为恶性肿瘤的预测因子尚不确定。近年来的研究对甲状腺粗钙化的不同类型进行了分类，如连续蛋壳钙化、蛋壳不连续钙化、不规则钙化和多层样钙化，这些形态特征对于初步评估结节的性质具有一定的帮助。

总结

甲状腺结节钙化作为超声检查中的一种特殊表现,具有重要的临床意义。通过详细观察和分析不同类型的钙化形态,可以更精确地评估结节的良恶性风险。特别是发现微小钙化的结节,需要密切监测其形态特征变化,及时采取适当的随访和治疗措施,以提高早期诊断和治疗的成功率,改善病人的预后和生活质量。医务人员和病人都应重视甲状腺结节钙化的诊断意义,积极进行超声检查和定期随访,以维护甲状腺健康。

(撰写:马喆 张鑫茹)

十九问 "特殊"类型的甲状腺癌的超声表现

甲状腺癌是一种发生在甲状腺的恶性肿瘤,甲状腺是位于我们颈部的一个蝶形腺体(图19-1),负责生产调节身体代谢的甲状腺相关激素。

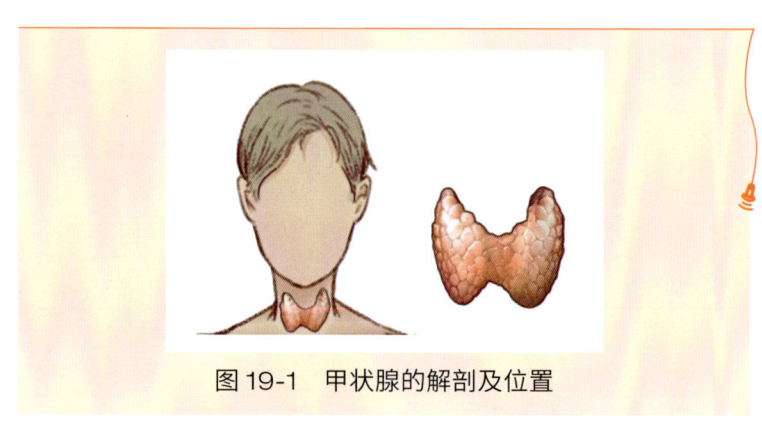

图19-1 甲状腺的解剖及位置

甲状腺癌有多种类型,最常见的是乳头状癌,占80%~90%。它通常生长缓慢,预后较好,很多病人结节的大小可以在数年甚至数十年没有明显变化。但是,还有很多其他类型的甲状腺癌需要引起人们的警惕,如以下几种类型。

(1)滤泡状癌:占比较小,占10%~15%。这种类型的癌症可能侵犯血管,导致远处转移。发病年龄普遍较乳头状癌偏大,为40~60岁,而乳头状癌发病年龄在30~50岁。

(2)未分化癌:又称间变性癌或肉瘤样癌,较为罕见,但恶性程度高，通常发生在老年病人，预后较差，其患病率仅占甲状腺癌的1%～2%，但其侵袭性极高，死亡率占所有甲状腺癌死亡病人的50%，通常表现为迅速增大的肿物，伴有声音嘶哑、吞咽困难、呼吸困难。

（3）髓样癌：起源于甲状腺滤泡旁C细胞，这些细胞负责生产降钙素。髓样甲状腺癌相对较为罕见，占所有甲状腺癌的2%～4%，容易出现颈部淋巴结的转移。

（4）甲状腺淋巴瘤：这是一种发生在甲状腺的淋巴组织的癌症，非常罕见，常常表现为短期内快速增大的颈部肿块，常伴有桥本甲状腺炎。

（5）弥漫硬化性甲状腺乳头状癌：是乳头状癌的一种亚型，较为罕见，多见于年轻病人，可能伴有较高的淋巴结转移率。

（6）其他罕见类型：包括嗜酸细胞癌、混合型癌等。

总结

不同类型的甲状腺癌在临床表现、治疗方法和预后上可能有所不同。正确的诊断和及时的治疗对于改善病人预后至关重要。依照指南的建议，实施的超声引导下穿刺对确诊有着至关重要的作用（图19-2）。

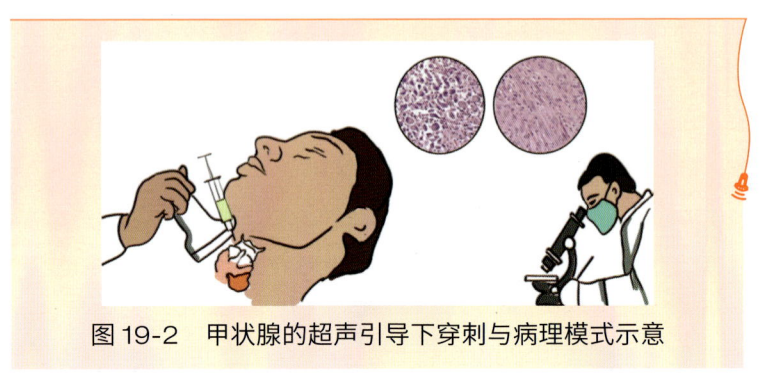

图 19-2　甲状腺的超声引导下穿刺与病理模式示意

（撰写：胡蓓蓓；绘图：胡蓓蓓）

二十问 检查出甲状腺结节,其实没那么可怕

甲状腺是人体的内分泌器官,分为左右两叶,中间是峡部,呈 H 型或者蝶形;位于气管前方,喉的两侧,位置比较浅表,距皮下大概只有 1 ~ 1.5 cm(图 20-1)。

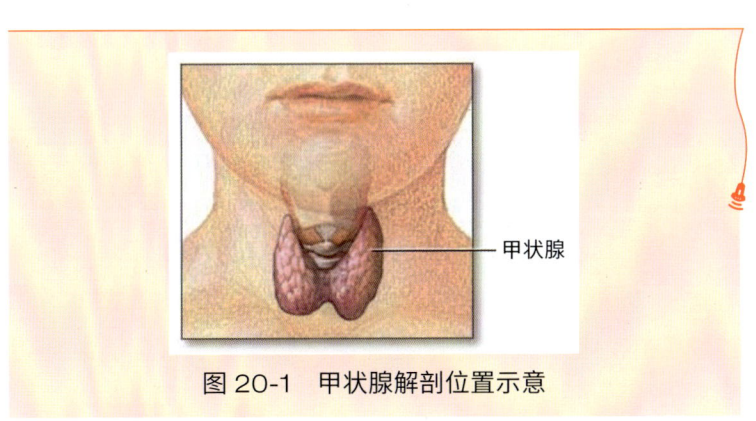

图 20-1 甲状腺解剖位置示意

一、什么是甲状腺结节?

甲状腺结节是医学检查中常见的一个诊断术语,是甲状腺组织有明确界限的病变,通常是由正常甲状腺组织发生病变、增生或退行性变等引起,分为良、恶性结节,在未经病理诊断明确其性质以前,我们将这些甲状腺的肿物统称为甲状腺结节。

二、甲状腺结节有什么症状？

（1）颈部肿块、疼痛：由于甲状腺结节在颈部前方，当单个或多个结节出现增生、肿大时，就会出现颈部肿块。当甲状腺结节过大或出血严重时，可引起颈部疼痛，甚至压迫气管，导致呼吸困难。

（2）声音嘶哑、异物感：当甲状腺结节压迫喉返神经、食管时，可引起声音嘶哑和异物感。

三、如何治疗甲状腺结节？

在甲状腺结节的超声检查中，会依据一系列科学评估，对甲状腺结节进行分级，其中1～3级，代表恶性风险很低，4级和5级属于高风险等级，医生会根据结节的大小、生长方式、功能状态及病理性质进行分析诊断，制订治疗方案（表20-1）。超声筛查发现良性结节，基本不用进行特别治疗；超声高度怀疑是恶性肿瘤的结节，可通过穿刺病理进一步确诊。

（1）大部分良性结节：可采用暂时动态观察或微创消融治疗。

（2）穿刺活检证实是恶性的结节需手术治疗：甲状腺癌根据分化程度采用不同的治疗方案。分化型通常以外科治疗为主，多行侧叶及峡部切除，有局部淋巴结转移者可行颈淋巴结清扫。辅以术后内分泌治疗、放射性核素治疗，某些情况下需辅以放射治疗、靶向治疗等。分化型甲状腺癌预后较好，尤其是乳头状微小癌预后极好。未分化型癌少数病人有手术机会，部分病人行放疗、化疗可能有一定效果，但总体来说预后很差,生存时间短。

表 20-1 C-TIRADS:中国甲状腺影像报告和数据系统

结节	分值	恶性率/%	C-TIRADS 分类
无结节	无分值	0	1 类,无结节
有结节	-1	0	2 类,良性
	0	<2	3 类,良性可能
	1	2~<10	4A 类,低度可疑恶性
	2	10~<50	4B 类,中度可疑恶性
	3 或 4	50~<90	4C 类,高度可疑恶性
	5	>90	5 类,高度提示恶性

资料来源:乔敏,冯尚勇,沈德娟,等.中国甲状腺影像报告和数据系统对甲状腺结节良恶性的鉴别诊断[J].中国医学影像学杂志,2021,29(11):1070-1075。

四、如何保养甲状腺

(1)规律作息,保持心情愉悦:要做到劳逸结合,规律生活,避免过度劳累,保持精神愉快,减轻焦虑和压力,学会快速化解不良情绪。

(2)远离辐射:尤其是青少年、儿童更须避免,家长尽量避免主动要求做 CT、X 光等强辐射检查。电脑、手机、电视等物品的辐射量相对较低,可不必过于担忧。

(3)健康饮食、加强运动:食物应以新鲜蔬菜为主,增加维生素和矿物质的摄入,避免过量摄入碘。积极锻炼身体,促进身体新陈代谢,提高机体免疫力。

(撰写:禚静;绘图:娄云霞)

二十一问 甲状腺功能亢进病人的超声应该怎么检查

一、什么是甲状腺功能亢进?

甲状腺功能亢进(简称甲亢)是一种常见的内分泌疾病,指的是甲状腺分泌过多的甲状腺激素(T_3、T_4),导致身体新陈代谢速率加快。病人可能会出现怕热、多汗、心慌、消瘦、手抖、情绪紧张等症状。

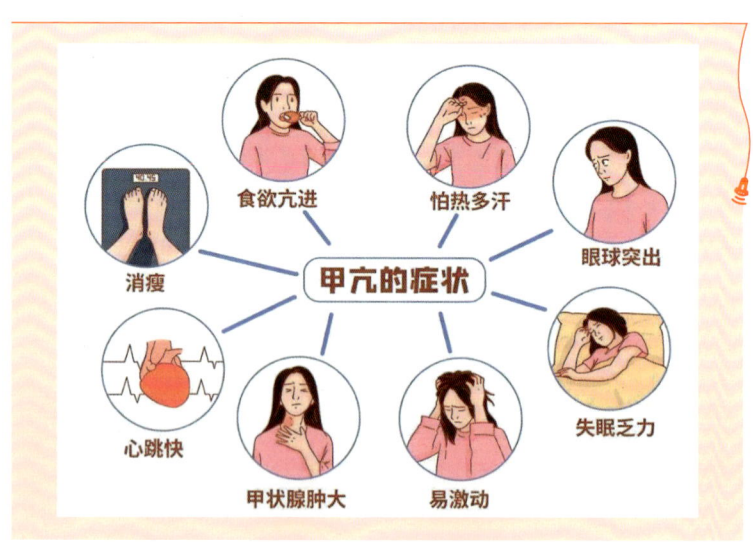

二、超声检查:揭开甲亢的神秘面纱

当医生怀疑某人患有甲亢时,一般都会让其进行甲状腺超声检查。超声检查是一项非常有用的辅助诊断技术，不仅能帮助医生了解甲状腺的大小和形状，还能揭示甲状腺内部是否存在结节等问题。超声检查的优点在于它简单、快速、无痛，图像清晰，且对病人非常安全，即使是孕妇或儿童也能进行，是临床上首选的甲状腺影像学检查方法。甲亢的典型超声表现一般包括甲状腺体积增大、"火海征"等。

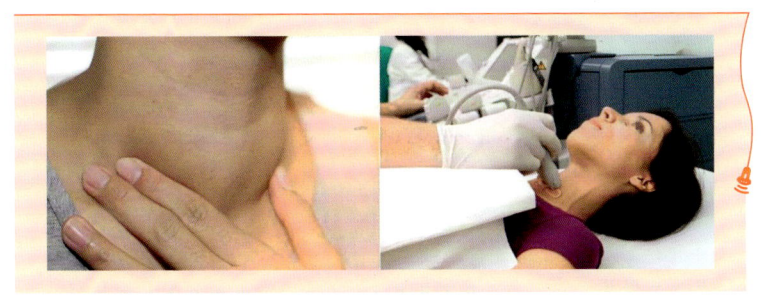

1."火海征"：甲亢的超声特征

在超声图像上，甲亢病人甲状腺的一个典型特征是"火海征"。这种现象是因为甲亢病人的甲状腺血流显著增加，血流信号在彩色多普勒超声图像上表现为丰富的红色区域，犹如一片燃烧的火海。

2."火海征"背后的故事

为什么甲亢病人的甲状腺会呈现出如此独特的"火海征"呢？这是因为甲亢状态下，甲状腺激素的大量分泌会促进甲状腺血管增生、扩张，导致血流速度加快，血流量显著增加。在超声图像上，这种丰富的血流信号形成了引人注目的"火海"景象。

3. 诊断甲亢，不只是"火海征"

尽管"火海征"是甲亢的一个标志性特征，但它并不是唯一的诊断标准。医生还需要结合血液检查（如游离三碘甲状腺原氨酸、游离甲状腺素、促甲状腺激素水平）、促甲状腺素受体抗体检测等结果，以及病人的临床表现，才能做出准确的诊断。

三、超声检查的其他作用

超声检查不仅可以帮助诊断甲亢，还能用于监测治疗效果和评估甲状腺结节的性质。例如，当甲亢病人合并有甲状腺结节时，超声可以帮助评价结节的良恶性。

温馨提示

· 如果你怀疑自己或家人可能患有甲亢，及时就医是非常重要的。

· 甲亢是可以治愈的，治疗方法包括药物治疗、放射性碘治疗和手术治疗等。

· 定期进行超声检查有助于早期发现甲状腺的问题。

四、结语

通过超声检查，可以更好地了解甲状腺的状态，而"火海征"更是为医生提供了宝贵的诊断线索。记住，当遇到甲状腺问题时，及时寻求专业医生的帮助是关键。

（撰写：张家君　付遵峰）

甲状腺篇

二十二问 特殊类型的甲状腺结节可以成为"僵尸结节"

假如您是一位患有甲状腺结节的普通人,如果有一天为您做超声检查的医生告诉您,您的结节可能是一个"僵尸结节",您会不会害怕呢?小编猜想一般人心中已经开始自动联想到林正英老师主演的《僵尸先生》,或者西方电影里如《生化危机》的画面啦(自动脑补,嘻嘻……)。

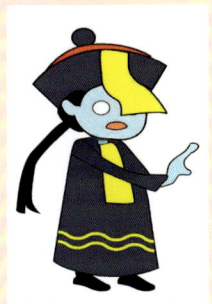

实际上只是这类甲状腺结节长得丑陋了一些而已,其实它很温柔……,比如晒干了的葡萄,虽然皱皱巴巴的,口感却不错!

一、什么是甲状腺的"僵尸结节"呢?

甲状腺"僵尸结节",又称为"木乃伊结节"或"皱缩结节"(这也是为什么小编用葡萄举例的原因),听起来像是电影里的怪物,但实际上它只是一个被误解的好朋友。这种结节原本是甲状腺内的囊性或囊实性结节,随着时间的推移,囊内的液体逐渐被吸收,结节逐渐萎缩,最终变成了一个小实性结节。它们之所以被称为"僵尸",是因为它们像是已经死亡的结节,不再增长,当然也不会消失。

二、它们长什么样?

在超声图像上,这些结节通常呈现出低回声或极低回声,形状不规则,有时会带有钙化的斑点,就像一颗失去水分的风干苹果。虽然外表吓人,但大多数情况下它们都是良性的。

三、超声医生是如何具备林天师的能力并识别出"僵尸结节"呢?

(1)翻看既往超声报告:如果你曾经有过较大的甲状腺结节,而现在这个结节变得很小,那么它很可能就是一个"僵尸结节"。

(2)分析超声特征:"双环征"或"内环征"是其特有的标志之一,即结节的内壁与周围组织形成了双层结构。

(3)观察血流信号:在超声检查中,真正的"僵尸结节"几乎没有血流信号,因为它们已经"死亡"。

四、如果发现了"僵尸结节"怎么办？

（1）保持冷静：大多数"僵尸结节"都是良性的，不需要立即手术治疗。

（2）定期检查：定期做超声检查，跟踪结节的变化。

（3）细针穿刺：有时候医生可能会建议进行细针穿刺，以确认结节的性质。如果穿刺出来的物质是暗褐色的黏稠物，而没有异常细胞，那么几乎可以确定这是一个"僵尸结节"。

五、结语

甲状腺"僵尸结节"虽然名字听起来可怕，但大多数时候它们都是安全的。如果你发现自己有这样的结节，记得定期复查，保持积极乐观的心态。毕竟，这些"僵尸"并不是来伤害你的，而是你身体自然变化的一部分。

（撰写：张家君 付遵峰）

二十三问 甲状腺结节超声诊疗一体化

近年来,受环境因素变化、诊疗水平提高及健康体检普及等诸多因素的影响,甲状腺疾病的患病率越来越高。许多人一看到自己的甲状腺超声检查报告单中有结节的提示,就会如临大敌。那么面对甲状腺结节,该怎么办呢?

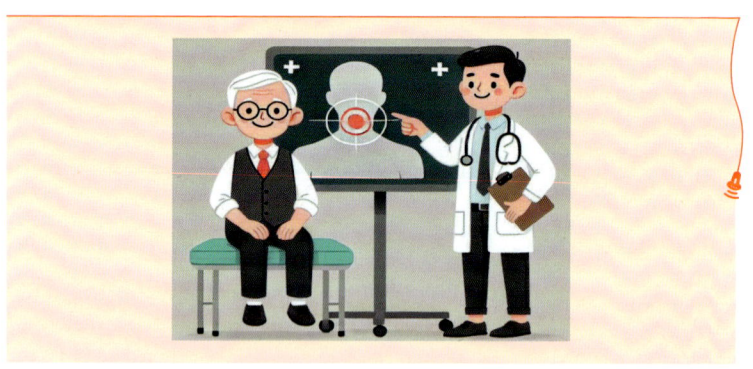

一、甲状腺结节"知多少"——甲状腺结节超声检查的 TIRADS 分类

高分辨率超声是首选的甲状腺影像学检查方法,操作简便、实时、无放射线、费用低廉,图像清晰,可检出甲状腺内 2 mm 以上的微小结节,对其良恶性有一定的鉴别能力。2017 年美国放射协会发布了甲状腺结节的 ACR-TIRADS 分

类，该分类根据甲状腺结节的超声征象，通过赋分累计方式，为甲状腺结节分级，旨在为是否需要进行超声引导下甲状腺结节细针穿刺提供参考。

二、认识一下"针本领"——超声引导下甲状腺结节细针穿刺

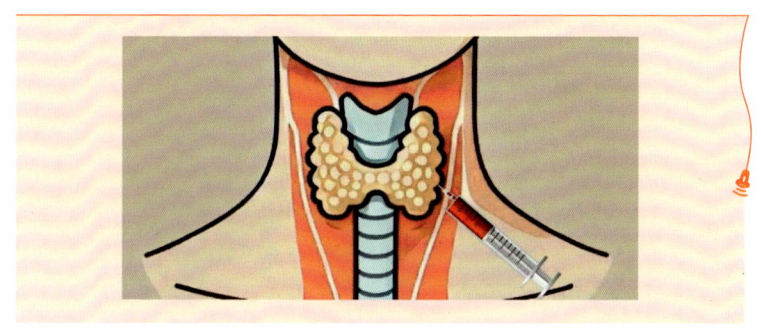

对于可疑恶性的结节，更直接验证其性质的方法就是超声引导下的甲状腺结节细针穿刺。在超声引导下用细小的针头刺入甲状腺的病灶内，抽取出一定量的病灶内组织细胞，然后再将取出的细胞，通过显微镜等检查进行病理诊断，是目前术前诊断甲状腺结节良恶性最简便、安全、准确有效的手段。

如果细胞学诊断仍不能明确，还可以进一步做基因检测，明确甲状腺结节的具体基因类型，从分子水平提高诊断的准确性。细针穿刺还可以帮助诊断是否有颈部淋巴结转移，对病变进行准确分期，从而影响治疗方案的选择。

三、超声不简单,能"诊"也能"治"——超声引导下甲状腺良性结节消融治疗

结合甲状腺结节超声分级及超声引导下结节细针穿刺病理诊断,可判断是否需要对甲状腺结节进行积极治疗。除外科手术外,超声引导下的甲状腺结节消融治疗已成为另外一种可选的治疗方法,其具有损伤小、恢复快、更美观及甲状腺功能保全更佳等特点,在临床上已有广泛应用。

超声引导下甲状腺结节消融治疗是一种体内原位灭活肿瘤,达到局部根治的技术手段,目前可选择进行消融治疗的甲状腺结节类型主要有以下几种。

(1)良性自主功能性甲状腺结节(如引起甲亢)。

(2)有与甲状腺结节明显相关的自觉症状(如异物感、颈部不适或疼痛)、影响美观等。

(3)满足消融适应证的甲状腺微小乳头状癌。

(4)甲状腺癌淋巴结转移根治性治疗后,颈部淋巴结再次转移。

(撰写:曹小丽;绘图:孟庆凯)

二十四问 甲状腺乳头状癌：不必"谈之色变"

> 小王最近心情有些郁闷，因为在前几天公司组织的体检中，发现甲状腺右叶上长了一个大小约 0.9 cm×0.8 cm×1.1 cm 的结节。超声诊断报告给出了"甲状腺右叶结节，C-TIRADS 4B 类"的结论。体检医生建议他到医院甲状腺外科就诊。接诊医生通过详细的问诊、查体，建议他进行结节穿刺。几天后，病理结果出来了，提示右侧甲状腺乳头状癌。小王一看到"癌"字，顿感五雷轰顶，大惊失色，不能接受眼前的事实。最后，经过专业医生的耐心解释，小王逐渐平静，不再焦虑绝望，并接受了治疗方案。

甲状腺乳头状癌是一种什么样的疾病呢？借着小王的就诊经历，与大家聊一聊。

甲状腺癌是一种起源于甲状腺滤泡上皮或滤泡旁上皮细胞的恶性肿瘤，根据肿瘤起源及分化差异又分为甲状腺乳头状癌、甲状腺滤泡癌、嗜酸细胞癌、分化型高级别甲状腺癌、甲状腺低分化癌、甲状腺未分化癌及甲状腺髓样癌，前四者被称为分化型甲状腺癌。其中甲状腺乳头状癌是最常见的分化型甲状腺癌，约占全部甲状腺癌的 85%～90%。不同病理类型的甲状腺癌，在发病机制、生物学行为、组织学形态、临床表现、治疗方法及预后等方面均有明显不同，分化型甲状腺癌特别是甲状腺乳头状癌大多数生物学行为温和，预后较好。甲状腺未分化癌的恶性程度极高，中位生存时间仅5~6个月。

随着超声检查的广泛开展及对人民健康体检的重视程度不断增加，目前，我国甲状腺癌的发病率呈现出快速增长的趋势。国家癌症中心报告的2016年中国甲状腺癌的年龄标准化发病率分别为男性5.1/10万人·年、女性15.8/10万人·年。另外，家族史、放射线辐射、碘摄入过量或不足、精神因素、肥胖或代谢性疾病等危险因素，也可造成甲状腺癌的发病率增高。

甲状腺乳头状癌的治疗方法主要包括手术治疗、术后^{131}I治疗和促甲状腺激素抑制治疗。某些特殊情况下可以辅以热消融治疗、靶向治疗和放射治疗等其他疗法。手术治疗最为重要，是外科一线推荐的治疗方法。手术治疗直接影响后续治疗和随访，并与预后密切相关。规范化术后治疗与随访也是降低病人复发率和提高存活率的关键，是甲状腺乳头状癌诊治中的重要组成部分。因此，甲状腺乳头状癌的治疗和随访已发展成由外科联合病理科、影像科、核医学科、放疗科、内分泌科、肿瘤内科等进行的规范化多学科联合诊疗，针对不同的病人或者同一病人的不同治疗阶段实施个体化精准治疗。

总之，甲状腺乳头状癌作为最常见的甲状腺恶性肿瘤，目前发病率逐年增加。大多数甲状腺乳头状癌病程进展缓慢（有人称之为"懒癌"），预后良好。通过个体化精准诊疗，甲状腺乳头状癌不会成为您人生路上的"绊脚石"。

（撰写：蒋延伟）

甲状腺篇

二十五问 听说甲状腺穿刺可以做基因检测，有什么好处吗？

一、基因检测是做什么的？

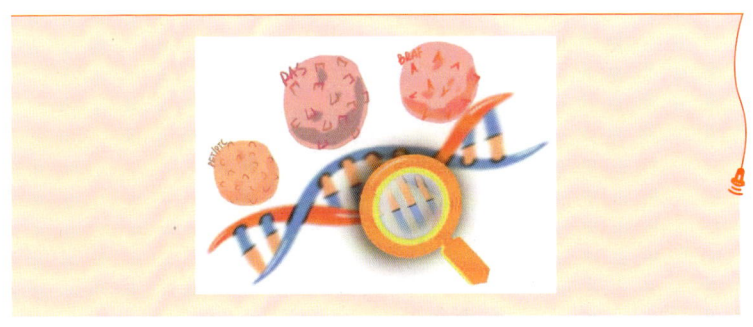

在评价甲状腺结节良恶性的过程中，超声检查通过肉眼观察结节的大小、形态；甲状腺穿刺的评价层面比超声更为微观，因为它可以获取肉眼无法直接观察到的细胞，并在显微镜下评价细胞的形态。基因检测则是更进一步获取了普通显微镜下也无法显示的细胞内的"基因密码"，识别与疾病相关的生物标志物，提供更丰富的诊断信息。这个过程就好像我们在接受体检时，体检医生可凭借肉眼大致判断身形胖瘦；想要了解体重数据，肉眼观察则不够准确，需要体重秤称体重；想要进一步了解血脂等代谢情况，则肉眼观察和体重秤都无法提供该信息，需要抽血后使用仪器设备检验。

二、甲状腺穿刺后对标本进行基因检测有什么好处呢？

首先，基因检测有助于结节性质的诊断。某些情况下，病人已经接受了甲状腺穿刺，但是穿刺病理依旧无法明确判断结节的良恶性，那么医生可以发动基因"侦探"，对标本进行基因检测，寻找更多证据。如果基因检测发现了与疾病相关的基因突变，将可以作为证据对甲状腺结节的诊断作出提示。举例来说，*BRAF*基因为甲状腺结节诊断中常见的基因检测项目，该基因突变在良性结节中非常少见，而在甲状腺乳头状癌中较为常见，因此当病理诊断不明确时，基因检测出*BRAF*基因突变，可提示甲状腺结节为恶性的可能。

其次，基因检测结果有时还可以提示病人的预后，就像天气预报预测明天是否有雨，某些特定的基因突变可能与结节的恶性程度、疾病进展有关，可以作为预测复发风险的手段之一。对于需要靶向药物治疗的病人，基因检测结果还能帮助医生选择合适的药物，这些药物能够像"导弹"一样精准打击肿瘤。

（撰写：何雨荻　朱庆莉；绘图：王昭珏　刘子涵）

二十六问 怎样读懂超声报告的甲状腺 C-TIRADS 分类？

"这是您的甲状腺超声报告。"

"啊？我甲状腺长结节了！3 类是什么意思？严重吗？"

什么是甲状腺结节？TI-RADS 分类是什么意思？这个结节是良性还是恶性？很多甲状腺结节病人拿到超声报告都会有这样的疑问。

一、什么是甲状腺结节？

甲状腺是人体重要的内分泌腺之一，由于各种因素，如遗传、环境、饮食等，腺体可出现异常增生，形成结节，分为单发性及多发性，包括甲状腺囊肿、结节性甲状腺肿、甲状腺腺瘤、甲状腺癌等。

二、甲状腺结节就是癌吗？

那可不一定，绝大多数甲状腺结节是良性的，只有 5%～15% 的结节由于甲状腺细胞疯狂增殖最后发展成恶性肿瘤。高分辨率超声检查是目前评估甲状腺结节性质的首选影像学方法。

三、超声报告上的甲状腺结节 C-TIRADS 分类代表什么？

C-TIRADS（中国甲状腺影像报告和数据系统）是一种用于评估甲状腺结节良恶性的分类系统，该系统将甲状腺结节分为 6 个等级，从 1 类到 6 类，级别越高恶性风险越大。2020 年中华医学会宣布了中国甲状腺影像报告和数据系统（Chinese-TIRADS，C-TIRADS）的建立。

四、怎样解读甲状腺结节超声 C-TIRADS 分类？

应用 C-TIRADS 对结节进行评分，计算方法如下。

(1) 结节具有可疑恶性特征。

- 垂直位（+1 分）。
- 实性（低回声或以低回声为主时；+1 分）。
- 极低回声（+1 分）。
- 点状强回声（可疑微钙化 +1 分）。
- 边缘模糊 / 不规则或甲状腺外侵犯（+1 分）。

(2) 结节良性特征。

纯囊性、海绵样和伴有"彗星尾征"伪像的点状强回声（-1 分）。

一个低风险结节可能只需定期监测即可，而高风险结节可能需要进一步的细针穿刺（FNA）或者手术治疗。

五、什么情况下建议 FNA 呢？

新指南建议符合以下条件之一的可进行 FNA 检查。

(1) C-TIRADS 3 类的甲状腺结节，最大径 ≥ 2 cm；

（2）C-TIRADS 4A类的甲状腺结节，最大径≥1.5 cm；

（3）C-TIRADS 4B~5类的甲状腺结节，最大径≥1 cm；

（4）定期观察的甲状腺结节实性区域的体积增大50%以上或至少有2个径线增加超过20%（且最大径＞0.2 cm）的病人；

（5）最大径＜1 cm的C-TIRADS 4B~5类甲状腺结节若存在以下情况之一：拟行手术或消融治疗前，可疑结节呈多灶性或紧邻被膜、气管、喉返神经等，伴颈部淋巴结可疑转移，伴血清降钙素水平异常升高，有甲状腺癌家族史或甲状腺癌综合征病史。

那么，您读懂您的甲状腺超声报告了吗？

（撰写：张彦　高奎）

二十七问 没有结节的甲状腺癌是怎么回事?

一位16岁的脖子修长的小姑娘无意中发现颈部包块、无明显压痛,为查明病因来医院做检查,临床大夫开具了甲状腺检查的申请单。超声检查发现双侧甲状腺实质弥漫性回声不均匀减低,呈"网格样",内见散在的点状强回声,呈"暴风雪"样表现,并没有发现具体的结节。双侧颈部发现多发转移特征的肿大淋巴结。

超声医生觉得这样的病变很不好,当时给出的超声提示:甲状腺弥漫性病变伴散在细点状强回声(CTI-RADS分类5类),考虑弥漫硬化性甲状腺乳头状癌;双颈部多发异常淋巴结,考虑转移。病人妈妈表示不理解,说:"连结节都没有,怎么就成了甲状腺乳头状癌了?不都是长了结节才可能是癌么?"医生解释说:"弥漫硬化型甲状腺乳头状癌是一种特殊类型的甲状腺乳头状癌,约占所有甲状腺乳头状癌的0.7%~6.6%。相对于其他亚型的乳头状癌,弥漫硬化型甲状腺癌更容易出现淋巴结转移和远处转移,因此一般认为其预后较其他亚型的乳头状癌差(图27-1)。主要发生于35岁以下的青少年和儿童,女性明显多于男性。"病人妈妈很紧张很焦急地说:"那怎么办呢?俺娃还这么小,还能活多久啊?"大夫安抚说:"不要着急,虽然恶性程度较一般的乳头状癌高,并且容易发生早期颈部淋巴结转移,但经过正规的手术治疗及 ^{131}I 治疗,一般预后跟普通的甲状腺乳头状癌类似,致死率很低。"病人妈妈稍微松了口气,还是很难受地说:"那俺闺女这么漂亮,脖子上留下一个大大的瘢痕,以后可怎么嫁人啊?""不用担心,孩子妈妈,以前这种手术需要清理颈部淋巴结,手术刀口会留有 10~20 cm 的瘢痕,但随着科技的进步,我院甲状腺外科可以借助机器人或腔镜手术达到颈部无痕,不影响美观的效果,请您放心!"病人家属终于打消了各种顾虑,听从医生建议做了手术。

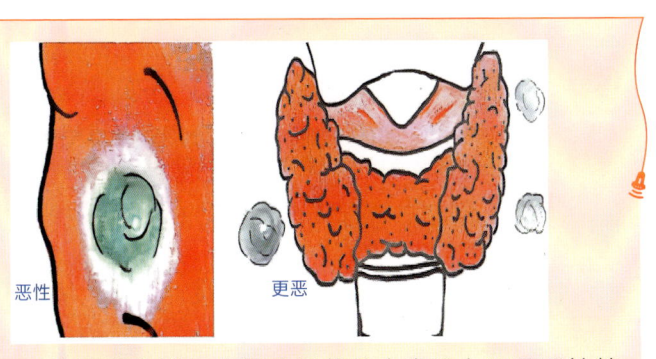

图 27-1 弥漫硬化型甲状腺癌甲状腺本身没有明显恶性特点,但是周围却有多发的转移淋巴结,比甲状腺本身长的一般恶性肿瘤危害更大

温馨提示

甲状腺弥漫硬化型乳头状癌的病理组织学上肿瘤细胞比例少,大部分是纤维硬化组织和淋巴细胞浸润,故无论是穿刺细胞学检查还是穿刺组织学检查都很容易误诊为良性病

变。当超声检查发现甲状腺内以簇状或弥漫性微钙化为主的病变时，结合病史要高度怀疑弥漫硬化型可能，即使穿刺病理为良性也不可以掉以轻心，至少需要密切随诊，注意有无周围淋巴结转移的出现（图27-2）。

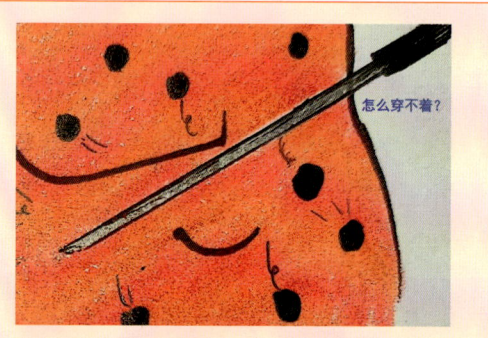

图 27-2　弥漫硬化型甲状腺癌穿刺经常会提示甲状腺炎，癌细胞可能会避开穿刺针，导致穿刺病理误诊，需要综合穿刺结果考虑

（撰写：刘群　韩勇　杨智；绘图：杨智）

甲状腺篇

二十八问 查体发现了甲状腺结节，为什么医生建议做甲状腺穿刺？

随着甲状腺超声检查的普及，甲状腺结节的检出率日益增高。医生有没有办法在不手术切除结节的前提下判断甲状腺结节的良、恶性呢？这一重任就落在了一项技术上——甲状腺穿刺。甲状腺穿刺分为粗针和细针两种，平时医生提到的"甲状腺穿刺"（图28-1），多数情况下指的是细针穿刺（以下简称FNA）。

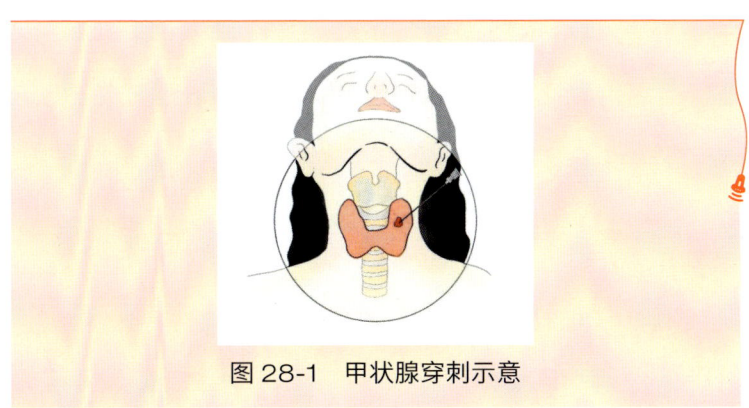

图 28-1　甲状腺穿刺示意

一、什么是 FNA 呢？

抽血化验想必大家都很熟悉。FNA 的过程就类似抽血，只不过抽取用来化验的内容变成甲状腺结节的细胞。FNA是由医生使用细针刺入甲状腺结节内，抽取一部分细胞送往病理科进行化验，通过观察细胞形态或者基因检测判断甲状腺结节的良恶性。FNA 使用的针很细，外径约 0.5～0.6 mm，相当于一根自动铅笔芯的尺寸，不到牙签的一半粗细，对人体造成的创伤很小。

二、做了 FNA，有什么好处？

甲状腺穿刺不仅能够在术前对甲状腺结节作出病理诊断，在手术方式的选择上也能提供一些帮助，这是因为穿刺甲状腺结节的同时可以对可疑的淋巴结进行穿刺，辅助明确淋巴结是否存在转移，有助于在手术之前判断手术范围、是否需要更大范围的淋巴结清扫。

三、什么情况下需要进行 FNA 呢？

《超声引导下甲状腺结节及颈部淋巴结穿刺专家共识（2023 版）》推荐以下情况需要进行 FNA。

（1）甲状腺结节最大径＞1 cm，且同时具有可疑恶性的超声表现或甲状腺结节无明显恶性征象，但病人主观意愿强烈要求穿刺的。

（2）无明显恶性征象的甲状腺结节在随访过程中出现以下情况之一者：①随访观察过程中显示结节内出现钙化（微钙化、沙砾样钙化或断续的环状钙化等）；②需要术前明确病理结果；③6 个月内结节快速增长（＞3 mm）。

（3）最大径≤1 cm 的甲状腺结节，超声检查有恶性征象且未发现明确颈侧区淋巴结转移的病人，可在由医生充分告知的情况下进行密切随访，但应结合病人年龄和个人意愿进行综合评估，存在下述情况之一者，可考虑首先选择FNA：①病人本人思想负担重，经综合评估有必要穿刺的病人；②随访过程中，出现颈部淋巴结异常；③童年期有颈部放射线照射或辐射污染接触史；④有甲状腺癌家族史或甲状腺癌综合征病史；⑤血清降钙素水平异常升高。

（4）甲状腺腺体呈弥漫性分布的钙化灶。

（5）有必要进一步进行甲状腺肿瘤分子检测。

（撰写：何雨荻　朱庆莉；绘图：王昭珏　刘子涵）

二十九问 超声提示甲状腺结节 TI-RADS 4A 就是癌吗?

在回答这个问题之前,让我们了解一下什么是 TI-RADAS 分类。

TI-RADS 分类是甲状腺影像报告与数据系统,根据特定的超声特征对甲状腺结节进行风险评估。评价的过程简单说就是按照超声特征对每个结节"打分",根据分值进一步划分风险级别(图 29-1)。

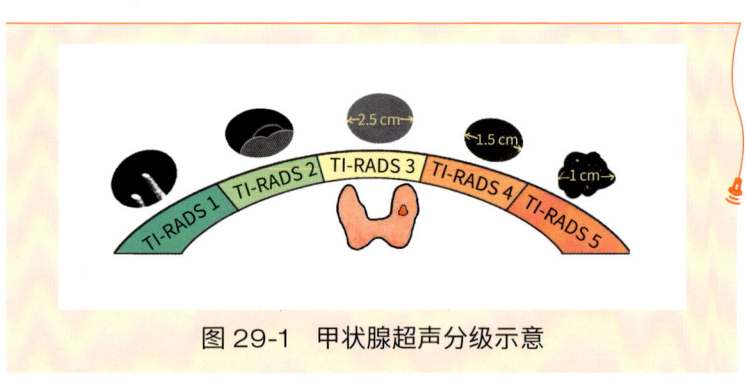

图 29-1 甲状腺超声分级示意

TI-RADS 分类将结节分为哪些风险级别呢?(TI-RADS 分类有多个不同的版本,以美国放射学会 ACR TI-RADS 分类为例)。

- TI-RADS 1:良性表现,无需 FNA。
- TI-RADS 2:非可疑恶性的甲状腺结节,无需 FNA。
- TI-RADS 3:轻度可疑恶性的甲状腺结节,结节

≥2.5 cm时可行FNA，结节≥1.5 cm但<2.5 cm时建议随访。

·TI-RADS 4：中度可疑恶性的甲状腺结节，结节≥1.5cm时建议FNA，结节≥1 cm但<1.5 cm时建议随访。

·TI-RADS 5：恶性风险大的甲状腺结节，结节≥1 cm时建议FNA，结节≥0.5cm但<1 cm时建议随访。

因此，TI-RADS分类给甲状腺结节的诊疗提供了非常有效的信息，辅助治疗随访方案的制订。

（撰写：何雨荻　朱庆莉；绘图：王昭珏　刘子涵）

三十问 甲状腺穿刺过程中会不会刺激良性结节变恶性或引起转移

在多数情况下,医生口中的"甲状腺穿刺"指的是甲状腺细针穿刺(以下简称为 FNA)。FNA 是由医生使用一根细针刺入甲状腺结节内,抽取一部分细胞送往病理科进行化验,通过观察细胞形态或者基因检测以判断甲状腺结节的良恶性(图 30-1)。

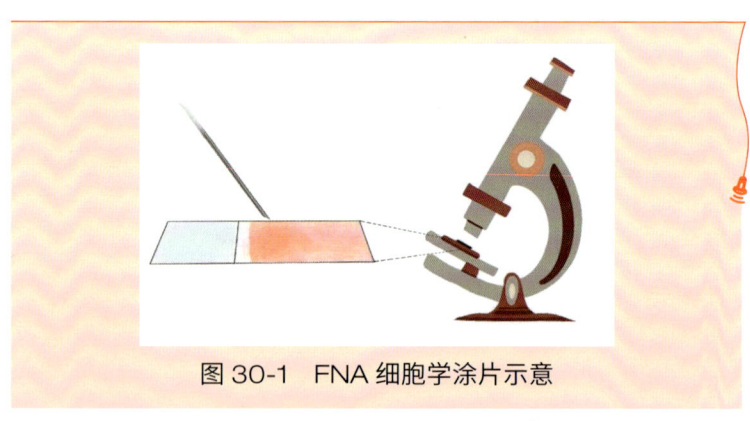

图 30-1 FNA 细胞学涂片示意

一、FNA 的操作过程是怎样的?

消毒颈部皮肤,超声引导定位结节的位置,使用细针穿入结节内部抽吸细胞。在穿刺过程中,超声探头就是医生的眼睛,可以实时显示结节的位置及周围的颈部组织结构,同时追踪穿刺针的去向,这样使得针头的进入是有目的性的、有方向的,不会在穿刺后"迷路",从而更准确地进入结节采集样本,并可以尽量避免损伤大血管(图30-2)。针头在病灶内部抽吸,取得足够样本后就可以拔针并按压针孔帮助止血。

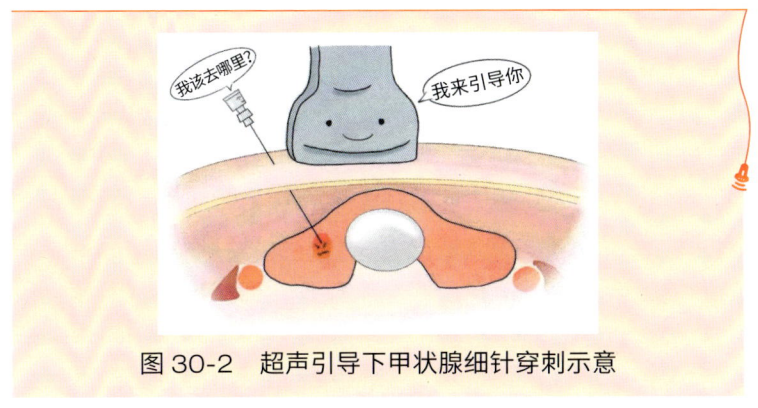

图30-2　超声引导下甲状腺细针穿刺示意

整个穿刺操作并不复杂,一般几分钟至十几分钟即可完成,不过顺利完成穿刺的前提是病人良好的配合。

穿刺使用的针头一般只有0.5~0.6 mm,不会造成大的创伤和切口;过程类似抽血扎针,痛感较为轻微,不会造成剧烈疼痛,一般不需要麻醉或仅需要局部麻醉,因此不必紧张。病人只需要在穿刺过程中放松平躺,头稍后仰,保持平静呼吸,同时配合医生的指令,不随意说话、移动头部,避免吞咽、咳嗽,以防颈部的移动导致穿刺针"偏航",损伤周边的其他组织;如有不适,可使用提前与医生约定好的"暗号"告知医生,比如用手轻拍床,医生会及时停止进针并了解病人的不适情况。

二、有病人担心 FNA 是否会刺激良性结节变成恶性结节，并造成肿瘤细胞扩散

首先，FNA 不会刺激良性结节变成恶性结节，结节的发生发展遵循一定的机制，"穿刺结节造成刺激"这一假设是没有科学依据的。举例来说，日常生活中每个人也都会遇到抽血、打疫苗等需要扎针的场景，此时针头的刺入并不会导致皮肤及肌肉组织癌变，类比甲状腺结节穿刺也是一样的道理。

其次，大量的临床实践证实：穿刺基本不会引起肿瘤细胞的扩散和转移。少数情况下，会有少量肿瘤细胞沿着穿刺的针道发生移位，但是这些细胞很难在针道生长，因此临床上发生穿刺后肿瘤扩散的情况非常少见，如在极为罕见的情况下确实发生针道种植，手术可切除相应组织，治疗效果很好。近年来，随着穿刺针的改进、穿刺技术的提高，也能最大限度地保证穿刺的安全性。

（撰写：何雨荻　朱庆莉；绘图：王昭珏　刘子涵）

甲状腺篇

三十一问 揭秘 FNA-Tg 检测：轻松揪出甲状腺癌淋巴结转移的小秘密

亲爱的朋友们，您了解 FNA-Tg 检测吗？这项检测又能帮助我们解决哪些问题呢？下面小编就带您一起揭秘这个神秘而重要的医学检测——FNA-Tg 精准检测甲状腺癌颈部转移淋巴结。

首先，我们来聊聊甲状腺癌这位"不速之客"。甲状腺癌是个相对"友好"的癌症（图31-1），但如果不及时控制，它也会搞点小动作，比如悄悄地在颈部留下一些"痕迹"——颈部转移淋巴结（图31-2）。这就好比癌细胞在颈部开了个"小作坊"，悄悄生产一些"坏东西"。

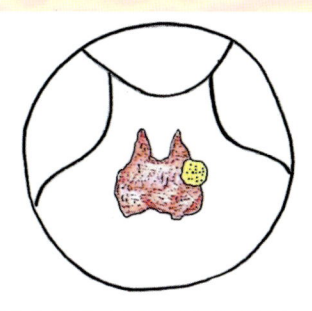

图 31-1　甲状腺癌示意

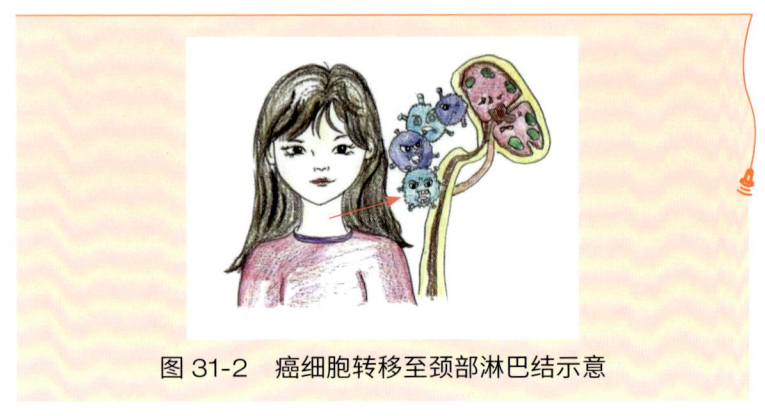

图 31-2　癌细胞转移至颈部淋巴结示意

这时，我们的 FNA-Tg 检测就要闪亮登场了！FNA，其实是细针穿刺的缩写，操作过程是在超声引导下用穿刺针从目标部位（比如颈部淋巴结）取得一小部分组织样本，然后对这些样本进行分析（图 31-3）。Tg 则是甲状腺球蛋白的缩写，它是甲状腺细胞产生的一种蛋白质。在甲状腺癌病人中，Tg 的水平会升高。Tg 检测是检测颈部淋巴结样本中是否存在甲状腺球蛋白的踪迹（图 31-4）。它就像是癌细胞的"名片"，通过检测它，我们就能知道癌细胞是否在这里"安家落户"。

那么，这个过程到底有多神奇呢？想象一下，我们的医生就像侦探一样，手持穿刺针（工具），在病人的颈部寻找线索（组织样本），再通过一系列化验分析（检测 Tg），最终确定是否找到了癌细胞的踪迹（图 31-5）。整个过程既精准又微创，就像是一场无声的战斗。

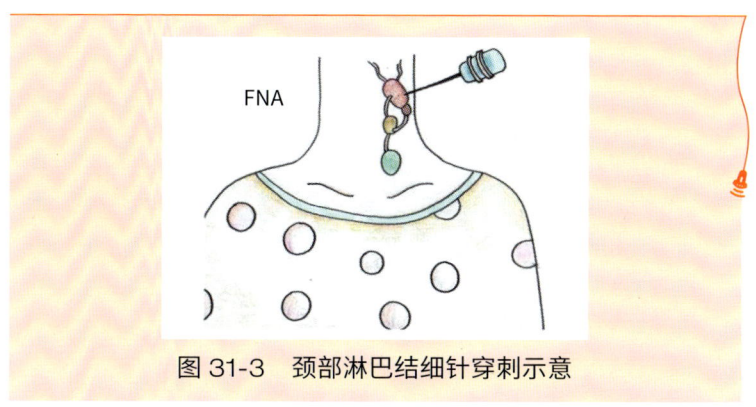

图 31-3 颈部淋巴结细针穿刺示意

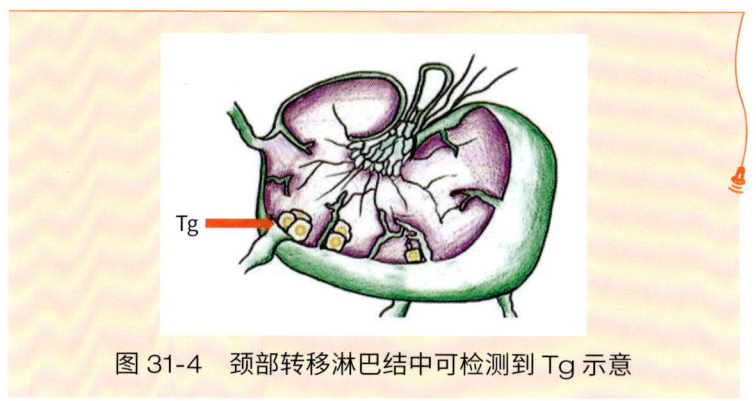

图 31-4 颈部转移淋巴结中可检测到 Tg 示意

FNA-Tg 检测是医学界的一大"神器",它就像是一把锋利的剑,帮助我们迅速准确地诊断甲状腺癌颈部转移淋巴结。那么,什么情况下需要进行这项检测呢?如果你的医生在检查时发现你的颈部有异常的淋巴结,或者你已经患有甲状腺癌并担心癌细胞是否扩散到颈部,那么这项检测就可能是你的最佳选择。

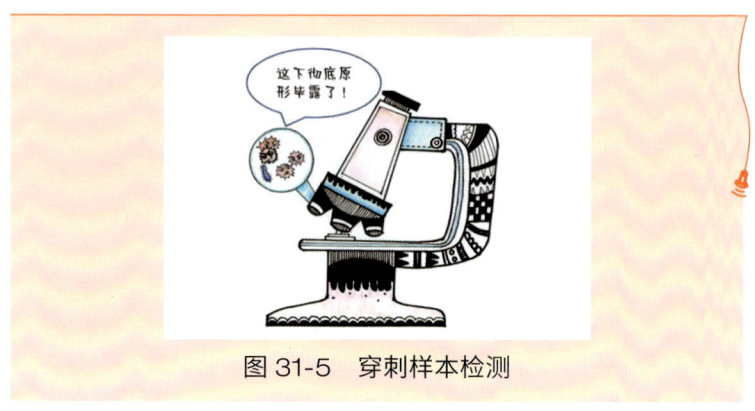

图 31-5　穿刺样本检测

总的来说，FNA-Tg 检测是一种非常有效的诊断颈部转移淋巴结的方法。它精准、微创且安全。如果您或您的亲友需要进行这项检测，请放心交给专业的医生。他们会用最专业的方式为您进行检查和解读检查结果。希望本问能帮助您更好地理解 FNA-Tg 检测颈部转移淋巴结的相关知识，让我们一起为健康加油！

（撰写：王冬沫　冷晓萍；绘图：王冬沫）

甲状腺篇

三十二问 服用阿司匹林等药物期间能做甲状腺穿刺吗?

什么情况下不建议进行FNA？

尽管FNA是一种微创、安全的操作，但是却存在一些病人不适合进行穿刺的以下几种情况。

（1）凝血功能异常：血小板减少，出血、凝血酶原时间明显延长等。

（2）长期服用抗凝药，未提前停药。

（3）穿刺针途径可能损伤邻近重要血管及器官，风险高。

（4）病人目前存在感染或即将穿刺的部位有局部感染。

（5）出现频繁咳嗽、吞咽等难以配合穿刺的情形。

（6）一般情况不佳，不能耐受FNA。

（7）病人拒绝进行有创检查。

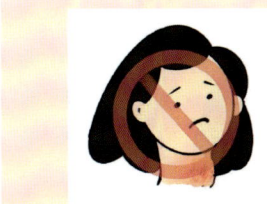
不能耐受FNA

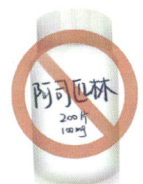
长期服用抗凝药

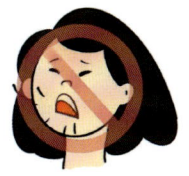
频繁咳嗽

下列举两个实例进行分析。

老张今年65岁，患有糖尿病、高血压，血糖控制得不太好，3 年前因冠心病放了支架，现在一直吃阿司匹林，今年体检发现一个 8 mm 的甲状腺结节，医生说这个结节存在恶性风险，那么这种情况可以做 FNA 吗？是否需要停用阿司匹林？

答案是为了保证操作安全，降低穿刺过程中出血的风险，FNA 前要求病人停止使用阿司匹林、华法林等抗凝药物。由于身体原因正在服用以上药物的病人，需要咨询临床医生，综合考虑停药风险、甲状腺 FNA 必要性等各方面因素，评估是否可以暂停服药进行甲状腺 FNA。若临床医生判断可以暂停服药，则可以进行 FNA。另外，建议穿刺后 2～3 天再恢复使用抗凝药，这是为了尽量避免病灶迟发性出血。如果停用抗凝药物风险高，且老张并不具有提示预后不佳的高危因素，那么考虑到直径 ≤ 10 mm 的甲状腺癌大多数为乳头状微小癌，生长缓慢，可以暂不进行 FNA，而改为采用积极随访的策略。

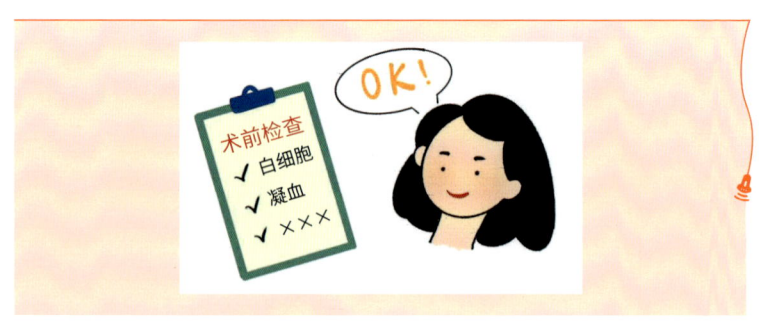

小李原本预约好了甲状腺穿刺，但穿刺前不慎感冒，有咳嗽，化验白细胞也有点高，还能做 FNA 吗？

答案是建议小李康复后再进行穿刺。一方面,血常规化验结果白细胞升高提示病人近期可能存在感染;另一方面,穿刺过程中需要病人配合,颈部不能有大幅度的运动,如果穿刺过程中咳嗽,可能会导致穿刺针在体内移动,引起不必要的损伤。

(撰写:何雨荻 朱庆莉;绘图:王昭珏 刘子涵)

三十三问 甲状腺细针穿刺病理报告的解读

甲状腺穿刺后小李怀着一丝忐忑的心情打开病理报告,但是看到结果后随即产生了更多的困惑,似乎纸面上每个汉字都认识,但为什么组合起来却变得看不懂:"滤泡细胞"是什么?"意义不明的非典型病变"又是什么?

那应该怎么理解病理结果呢?

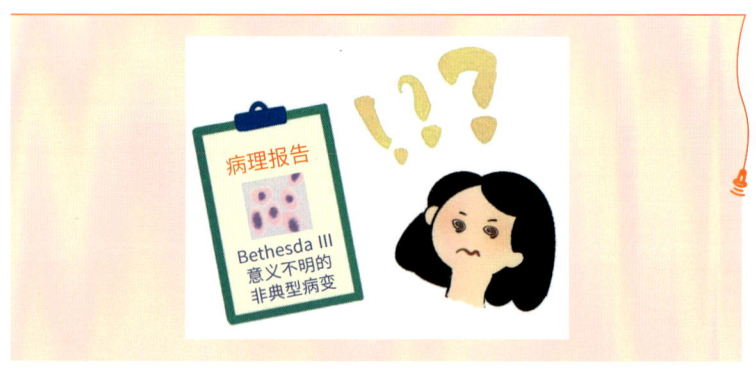

目前2017年甲状腺细胞病理学Bethesda报告系统为甲状腺细针穿刺(FNA)细胞病理学的常用诊断分类,不同诊断分类的恶性风险及管理策略有所不同(表33-1)。

表 33-1　甲状腺细胞病理学 Bethesda 报告系统分类*

Bethesda Ⅰ	不能诊断（恶性风险 5%～10%）
Bethesda Ⅱ	良性（恶性风险 0～3%）
Bethesda Ⅲ	意义不明的非典型病变/意义不明的滤泡性病变（恶性风险 6%～18%）
Bethesda Ⅳ	滤泡性肿瘤/可疑滤泡性肿瘤（恶性风险 10%～40%）
Bethesda Ⅴ	可疑恶性（恶性风险 45%～60%）
Bethesda Ⅵ	恶性（恶性风险 94%～96%）

*恶性风险评估中甲状腺癌不包含具有乳头状癌核特征的非浸润性滤泡性甲状腺肿瘤。

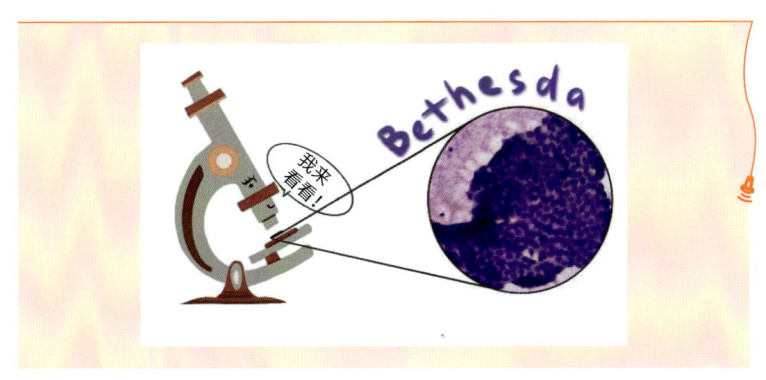

简单来说，Ⅰ类是指标本不满意或无法诊断的情况，如细胞数目过少、受血遮挡、细胞过度干燥等；Ⅱ类是指结节的恶性风险非常低，绝大多数情况为良性，常见结果如"滤泡细胞，未见瘤细胞"就属于这类，后续定期复查即可，目前不需要手术切除；Ⅲ类是指细胞的形态介于良性与恶性之间，或表现不典型难以明确判断良恶性，既往研究及临床实践表明这类情况的结节多数为良性，一般不建议立刻手术，

首选再次穿刺取病理或对标本进行基因检测，帮助进一步判断良恶性，如果检测结果仍然不确定，可以根据临床危险因素、超声特征以及病人的意愿，进行手术切除明确病理诊断或密切随访该结节是否会发生变化及进展；Ⅳ类所指的滤泡性肿瘤，有一定的恶性风险，可以选择通过手术切除治疗；Ⅴ类及Ⅵ类结节恶性可能性大，常规情况下应进行手术切除。

（撰写：何雨荻　朱庆莉；绘图：王昭珏　刘子涵）

三十四问 甲状腺结节穿刺结果提示可疑恶性或者恶性,是否一定要手术切除?

小李拿到了甲状腺结节的穿刺病理结果,报告显示"符合甲状腺乳头状癌"。小李感到有些紧张,不清楚下一步应该做什么,自己需要立刻接受手术吗?如果不手术,还有观察的余地吗?

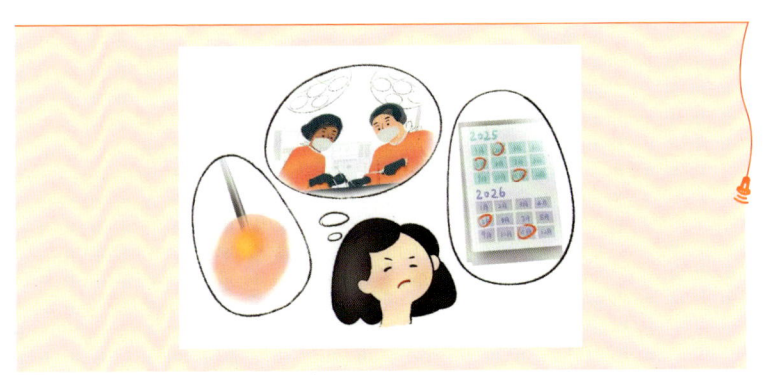

甲状腺恶性结节中最常见的病理类型是甲状腺乳头状癌。一般来说,手术切除是治疗甲状腺乳头状癌的首选治疗方法。

除了手术切除外,主动监测,即"观察"策略,对于部分甲状腺乳头状癌病人也是一种可选项。需要注意的是,并非所有甲状腺乳头状癌都适合"观察"。目前国内外多项研究中采取主动监测策略的病人主要为低危甲状腺乳头微小癌的病人，这些结节小于 1 cm，没有侵犯到甲状腺外，没有淋巴结转移，且结节穿刺的病理不是侵袭程度高的亚型；如果病人一般情况较差不适合手术，或者还患有其他需要优先治疗的重大疾病，也可以考虑对甲状腺结节采用主动监测策略。另外，主动监测这一方法在实施中尚存在一些问题有待研究，例如，在这期间病人应当多久复查一次甲状腺超声？血清甲状腺球蛋白这一指标说明什么问题？什么时机手术为宜？因此，若拟选择主动监测，病人必须在和医生充分沟通并了解相关收益与风险后谨慎开展。

对单发低危甲状腺微小乳头状癌的符合适应证的病人，尤其是不能耐受手术或拒绝手术的病人，超声引导的热消融治疗是一种可选择的治疗方案。然而需要注意的是，消融虽然不用"开刀"，但也并不如部分病人想象的那样十全十美：一方面，消融治疗依旧存在发生并发症的风险；另一方面，并非所有淋巴结转移，尤其是微小转移灶，都可以在术前影像中被发现，手术治疗常规即清扫中央区颈部淋巴结，病理可证实是否存在淋巴结转移，而消融无法清扫颈部中央区淋巴结，可能增加未来复发转移的风险。

（撰写：何雨荻　朱庆莉；绘图：王昭珏　刘子涵）

乳腺篇

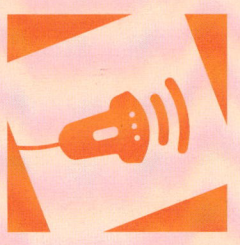

三十五问 做乳腺超声,为什么要检查腋窝淋巴结?

王女士:"医生,我昨晚洗澡的时候摸到乳房上面有个肿块,能帮我做个乳房检查吗?"

张医生:"好的,您先去做个乳房及腋窝淋巴结的超声检查吧,这项检查方便快捷,无辐射。"

王女士:"医生,我只是想检查一下乳房,为什么还要做这个腋窝淋巴结的检查呢?"

张医生:"进行乳房超声检查时,要同时进行腋窝淋巴结检查,因为腋窝淋巴结是乳房淋巴回流的主要'接力站'……"

一、乳腺与腋窝淋巴结的关系

淋巴结是乳房的重要排毒通道,在乳房的腺体、腺叶、腺小叶的表面有一层稠密而微细的淋巴"网"(图35-1),这层淋巴"网"就像净水器的滤网一样,可以过滤掉乳房代谢产生的有害物质,留下好的营养物质。那么这些有害物质都去哪里了呢?这些有害物质留在淋巴液中,随着乳房淋巴回流进入下一级淋巴结。其中,腋窝淋巴结是乳房淋巴回流的"主要接力站",约75%的乳房淋巴液最终汇入腋窝淋巴结。

如果乳房发生问题,尤其是发生乳腺癌时,癌细胞转移最近的一个站就是腋窝淋巴结。因此,进行乳房超声检查时,进行腋窝淋巴结检查很重要。超声检查可以通过观察淋巴结的数目、回声、形态、血流等特点的变化来判断淋巴结性质，对初诊病人，其有助于早期发现转移性的淋巴结，及早进行治疗；对乳腺癌术后病人，其可以帮助判断术后是否有淋巴结复发或转移。

除此之外，临床工作中还会遇到一种疾病，即隐匿性乳腺癌。这种疾病的特点是：各种检查都没发现乳房有问题，但是发现腋窝淋巴结已经肿大了，并且经过穿刺证实为乳腺癌腋窝淋巴结转移。如果及时进行腋窝淋巴结超声检查就可以通过发现有问题的腋窝淋巴结，反过来提示乳腺癌的存在，以免延误治疗。

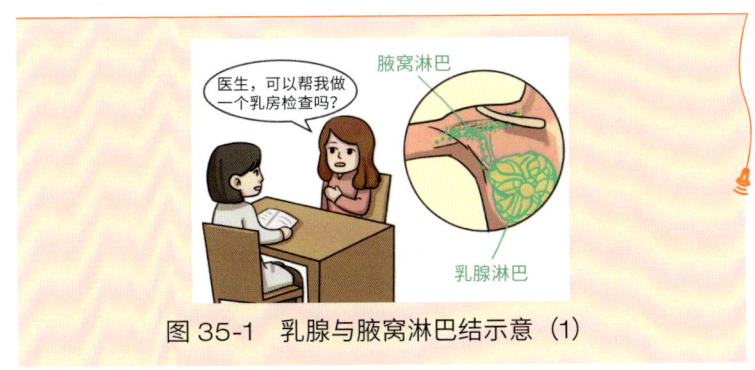

图 35-1　乳腺与腋窝淋巴结示意（1）

二、腋窝淋巴结要不要紧？

事实上，乳房炎症刺激、抵抗力下降、疲劳、睡眠不好等也有可能引起腋窝淋巴结肿大。那么，什么样的腋窝淋巴结才是重要的淋巴结呢？若感觉腋窝肿大不适，摸上去有疙疙瘩瘩的颗粒物，轻按下去伴有强烈刺痛感，需要引起重视，并尽早到医院进行超声检查。

通常,超声检查发现淋巴结呈圆形或厚度>7 mm,皮质回声增厚或呈分叶状,淋巴门结构不清或消失,淋巴结内血流丰富或紊乱时就要提高警惕,必要时还可以通过超声引导下穿刺来确定淋巴结的性质。若同时还伴有BI-RADS 4级以上的乳房病变时,建议尽早手术或行超声引导下穿刺,明确是否为乳腺癌转移的淋巴结。

三、发现腋窝淋巴结肿大该怎么办呢?

(1)反思:回想最近身体状态,有没有对应的炎症反应(红、肿、热、痛)、抵抗力下降、疲劳、睡眠不好等情况。

(2)求助:到医院进行超声检查,请专业的医生帮助判断。

(3)建立信心:如果确定为淋巴结转移所致肿大,不要灰心,尽早采取规范化治疗,积极应对。

温馨提示

(1)进行乳腺超声检查时,需要同时进行腋窝淋巴结检查。

(2)超声提示腋窝淋巴结呈圆形或厚度>7 mm,皮质回声增厚或呈分叶状,淋巴门结构不清或消失,淋巴结内血流丰富或紊乱时要提高警惕。

(3)发现腋窝淋巴结肿大时,到医院进行超声检查,请专业的医生帮助判断。

(撰写:孙培)

乳腺篇

三十六问 乳腺超声检查，腋窝淋巴结检查重要吗？

小美："医生，我听说乳腺超声检查是个挺常用的检查方法，能跟我说说它是怎么回事吗？"

医生："当然可以啦！乳腺超声检查，就是一种不用开刀、不用打针的检查方法，主要是用来看看乳腺组织的情况，检查乳腺有没有什么毛病，比如肿瘤啊、囊肿啊、炎症这些。"

小美："哦，这样啊。那做这个检查的时候，听说医生还会看腋窝？这个乳腺还跟腋窝有关系吗？"

医生："对呀，医生通常会一起看的。腋窝淋巴结和乳腺组织关系（图36-1）很紧密，观察它们对诊断和治疗乳腺疾病很重要。"

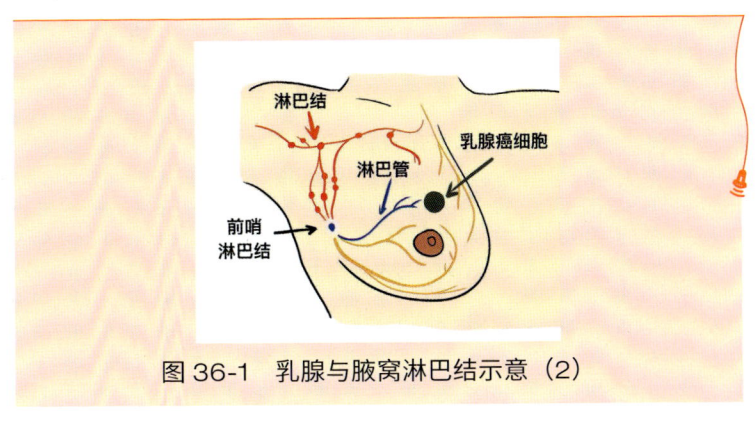

图 36-1　乳腺与腋窝淋巴结示意（2）

小美："腋窝淋巴结是干啥的？为什么观察它这么重要？"

医生："腋窝淋巴结就像是乳腺的'守门员'，因为它们是乳腺癌转移的'第一站'。乳腺癌细胞就像是一群不听话的'小坏蛋'，它们可能会通过淋巴循环，悄悄地溜到腋窝淋巴结里去。所以，当我们怀疑乳腺有问题的时候，检查腋窝淋巴结就像是在'捉贼'，看看这些'小坏蛋'有没有悄悄溜走。检查腋窝淋巴结就能帮医生判断癌细胞有没有转移，这对确定乳腺癌的严重程度和治疗方案很重要。"

小美："那除了乳腺癌，腋窝淋巴结还能看出其他问题吗？"

医生："能的。比如乳腺有炎症，像急性乳腺炎，腋窝淋巴结也可能会有反应，变大或者变形。这样医生就能知道炎症有多严重，范围有多大，然后决定怎么治疗。"

小美："听起来腋窝淋巴结的检查真的挺关键的。那做这个检查复杂吗？"

医生："其实挺简单的，就是超声检查。医生会看淋巴结有没有什么不对劲的地方，比如大小、形状等是否发生变化。如果有问题，再结合其他检查结果一起分析。"

小美："如果已经确诊是乳腺癌了，这个检查还有用吗？"

医生："当然有用啊！在治疗过程中，医生还会观察腋窝淋巴结的变化，看看治疗有没有效果。如果淋巴结变小或者变回正常了，那就说明治疗有效。"

小美："那检查的时候，是只查腋窝淋巴结吗？"

医生："不是的，检查范围通常还挺大的，除了腋窝淋

乳腺篇

巴结，可能还会查乳腺周围的部分锁骨上窝或者胸骨旁的淋巴结。这样医生就能更全面地了解乳腺和周围组织的健康情况，诊断也就更准确了。"

小美："原来如此，乳腺超声检查中检查腋窝淋巴结确实挺重要的。"

医生："没错，所以做乳腺超声检查的时候，医生一般都会同时检查腋窝淋巴结的。"

（撰写：宋雪　刘村；绘图：刘欣宇）

三十七问 乳腺解剖结构复杂吗，超声图像能看到什么？

小美："医生您好！最近辅导孩子作业，生了点气，乳腺有点胀疼，请帮忙查查。"

医生："先做个超声看看吧。"

小美："乳腺不是摸摸有没有肿块就行吗？超声不是给小孩做的吗？还能看乳腺吗？"

医生："嘿，你知道吗？在医学的世界里，乳腺解剖学就像是一幅超级复杂的地图，光靠查体不全面。"

小美："真的吗？那超声检查呢？是不是就像拿着放大镜在探索这张地图？"

医生："没错！超声检查就像是医生手里的神奇工具，让我们能更清楚地看到乳腺里面的情况。想象一下，你手里有张古老的地图，上面标着各种地形，而超声检查就是那个能让你看清每个细节的放大镜（图 37-1，图 37-2）。"

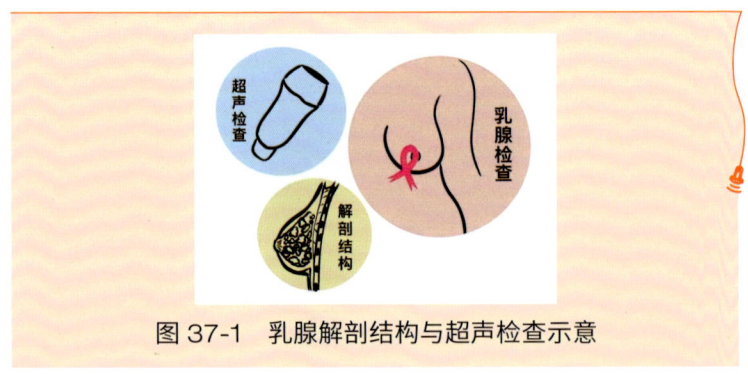

图 37-1 乳腺解剖结构与超声检查示意

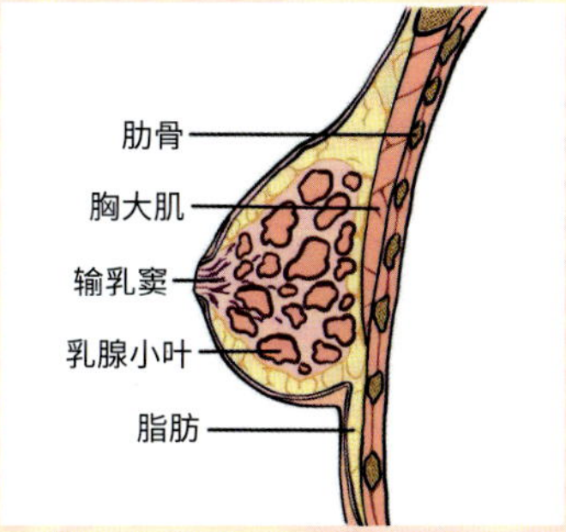

乳腺篇

图37-2　乳腺纵切面解剖结构示意

小美："那乳腺的解剖结构到底有多复杂呢？"

医生："哎呀，它就像是一个三维拼图，里面有导管、腺体、纤维组织和脂肪，这些部分都得完美地拼在一起才行。而超声图像就像是把这些拼图碎片都对应起来，让我们能窥见乳腺内部的秘密。"

小美："哇，听起来好神奇啊！那正常的乳腺在超声图像上是什么样的呢？"

医生："正常乳腺的超声图像（图37-3）就像是一层层叠在一起的结构。最外层是皮肤，大家都能看见；然后下面是皮下组织和脂肪，摸起来软软的；再往里是纤维组织，它们像网一样把乳房组织固定在一起；接着就是乳腺腺体了，那里是产生乳汁的地方，有很多小管和小囊；最深处是胸大肌，它看起来是低回声的，还有条索样的强回声带。"

小美："听起来挺复杂的，那做乳腺超声检查前需要做什么准备吗？"

医生："其实很简单，不用做什么特别的准备。只要穿

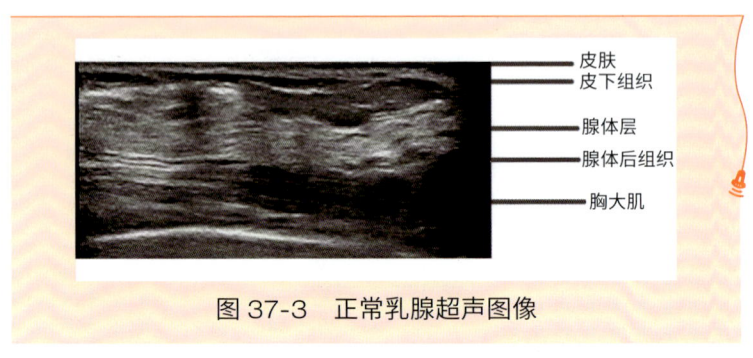

图 37-3　正常乳腺超声图像

着方便露出胸部的衣服,然后躺在检查床上,双手上举,充分暴露乳腺和双侧腋窝就行。如果乳腺体积较大,导致外侧部分检查困难的话,医生可能会让你侧卧。整个过程就这么简单,不用紧张!"

小美:"原来如此,超声检查真的挺方便的。谢谢你给我讲解这么多,我现在对乳腺超声检查有了更深入的了解了!"

医生:"不客气,希望这些解释能帮到你!先去做超声吧,查查没问题就放心了,检查完你还有其他问题,随时都可以问我哦!"

(撰写:赵璇　刘村;绘图:刘欣宇)

乳腺篇

三十八问 非哺乳期乳腺按摩推拿是利还是害？——聊聊乳腺推拿按摩的那些事儿

小梅："医生您好，我最近听到很多关于乳腺推拿按摩的说法，说能消除乳腺结节，是真的吗？"

医生："这个问题挺常见的，你挺有医疗常识的嘛，没有盲目选择推拿按摩。其实，能不能推拿按摩，得看你乳腺的具体情况。"

小梅："那乳腺有哪些常见的问题呢？哪些能按摩，哪些不能？"

医生："咱们大致分几类来说吧。首先是乳腺炎性病变（图38-1），就是乳腺有炎症，会出现红、肿、热、痛的症状。这时候乳腺里有细胞水肿、变性、坏死，如果暴力按摩，会让感染加剧，可能形成脓肿。"

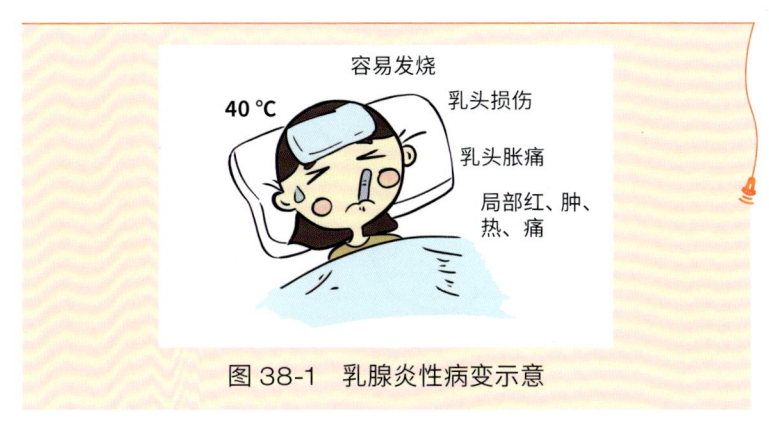

图 38-1 乳腺炎性病变示意

小梅:"哦,那乳腺增生性病变呢?"

医生:"乳腺增生的话,通常会在月经来潮前一周出现乳房肿胀、疼痛,甚至摸到小结节。月经结束后,乳房会变软,疼痛消失,小结节也会消失。这是因为乳腺组织在内分泌激素的刺激下发生周期性变化。这时候,推拿按摩可以疏通筋络、缓解疼痛。"

小梅:"那乳腺肿瘤呢?能按摩吗?"

医生:"如果乳房摸到肿物或者超声检查发现乳腺结节,需要定期复查或穿刺检查以明确性质。非乳腺增生性结节,不建议推拿按摩。因为按摩可能会刺激乳腺肿物增大,恶性肿瘤甚至可能因按摩挤压刺激,造成癌细胞扩散,加速肿瘤转移。"

小梅:"我还听说有种叫副乳(图38-2)的东西,那是什么?能按摩吗?"

医生:"副乳是异位乳房或多乳房,是胚胎发育过程中组织退化异常的结果。它可能出现在腋窝到腹股沟沿线的任

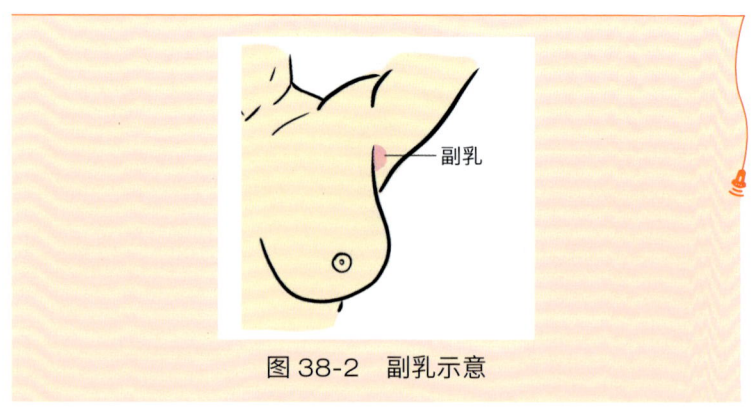

图38-2 副乳示意

何地方。如果副乳没有不适且长期没有明显变化，或者和乳腺增生一样经前胀痛、经后缓解，那就不用特别处理。至于能不能按摩，也是看具体情况，跟上面说的一样。"

小梅："明白了，那我是不是应该先问问专业人员，确定我的乳腺情况再决定能不能按摩？"

医生："对，这是明智之举。同时，也要密切关注乳房的健康状况，如有异常症状应及时就医。"

（撰写：胡景远　刘村；绘图：刘欣宇）

三十九问 乳腺——这棵"大树"的结构与超声探索之旅

小嫒:"医生,我家女儿今年15岁了,随着她身体的不断发育,她总是对乳腺感到非常好奇,总是问我乳腺是如何构成的,我该怎么去跟她解释呢?"

医生:"乳腺就像一棵'大树',不仅形态优美,而且功能复杂。它的结构和功能在不同季节会有所变化,就像大树经历四季更迭一样。"

小嫒:"是的呀,那我回去应该怎样去跟我女儿介绍呢?"

医生:"乳腺这棵'大树'由多个层次的结构组成。依次为皮肤、皮下浅筋膜及皮下脂肪、乳腺腺体、深筋膜、乳腺后间隙、胸大肌、肋骨及肋间隙(图39-1)。皮肤就像是大树的外皮;皮下浅筋膜及皮下脂肪则像是大树周围的土壤;而乳腺腺体,这棵'大树'的核心部分,由腺叶、小叶、腺泡、

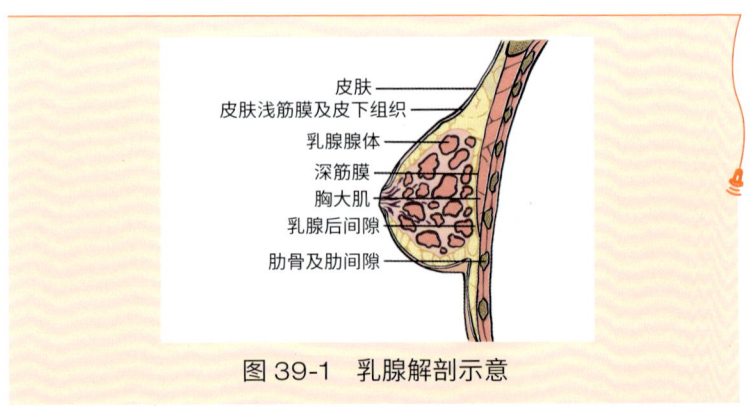

图 39-1 乳腺解剖示意

导管等组成，表现为强弱回声交错，就像大树繁茂的枝叶。"

小媛："看来，还挺复杂。请问常规体检时，能通过什么检查判定乳腺是否正常？"

医生："超声检查就像是我们的'透视镜'，能够无创、无辐射地揭示乳腺这棵'大树'的内部结构。不同时期的乳腺在超声下有哪些不同的表现呢？那我们就先从青春期及未生育女性的乳腺开始吧。"

医生："青春期是人体生长代谢最为旺盛的时期，也是乳腺这棵大树生长最快的时期。就像春天大树快速发芽长叶一样，腺体层作为'大树'的核心部分快速扩展。在超声下，腺体层回声较明显，就像是新长出的嫩叶，而皮下脂肪则相对较薄，像是还未完全覆盖树根周围的土壤。导管通常不显示，但随着年龄的增加，腺体回声逐渐增强，就像大树逐渐茂盛起来。"

小媛："那已生育女性的乳腺呢？"

医生："已生育女性的乳腺腺体层厚度和回声个体差异较大，就像不同季节里大树的枝叶繁茂程度不同。通常，腺体回声逐渐增强，呈强弱相间。随着年龄增长，皮下脂肪逐渐增厚，就像是大树周围的土壤更加肥沃，而腺体回声和厚度则逐渐减小。"

小媛："妊娠期及哺乳期女性的乳腺超声表现又有什么特点呢？"

医生："妊娠期是乳腺这棵'大树'的盛果期，需要为哺乳做准备。此时，产生乳汁的腺泡和传输乳汁的导管显著增生，腺体层也明显增厚。就像大树挂满了枝叶和果实一样。

哺乳期时，可见扩张的乳腺导管，就像是树干上的输水管道，内径为 2 ~ 4 mm，管壁薄而光滑。终止哺乳后，这棵'大树'会经历一次落叶期，腺体层较哺乳期变薄，就像是树叶凋落后的大树。"

小媛："最后，绝经期及老年期女性的乳腺是什么情况呢？"

医生："绝经期及老年期女性的乳腺皮下脂肪层明显增厚，就像是大树周围的土壤变得更加宽广；而腺体层则萎缩变薄，回声致密、增强，两层界面清晰，就像是经历了无数春秋后的大树树干变得更加粗壮而清晰。"

小媛："谢谢您，回去我也可以跟我女儿一起好好地了解乳腺这棵'大树'的结构。那么超声检查在乳腺健康中又有什么意义呢？"

医生："超声检查就像是我们的'健康守护者'，通过超声检查这个'透视镜'能够评估乳腺的各种病变，包括乳腺癌筛查、可触及病变的评估、乳腺病变的定性以及确定活检方式等。此外，它还可以用于监测乳腺疾病的治疗效果，为临床决策提供重要依据。"

（撰写：韩玥 刘村；绘图：刘欣宇）

乳腺篇

四十问 乳腺检查在家也可以做——乳房自检，你了解多少？

小秦："医生您好，您看看新闻，乳腺癌现在可是全球最常见的癌症了，太恐怖了！"

医生："不要太紧张，根据2010年到2019年数据统计，女性乳腺癌发病率每年增加约0.5%，但死亡率却是逐年下降的。死亡率下降这可是不错的消息，而且实际上乳腺癌是实体肿瘤中预后相对较好的一种恶性肿瘤，早期乳腺癌的治愈率相对较高，5年生存率能达到90%以上。也就是说，通过以手术为主的局部治疗和全身治疗，很多早期乳腺癌病人可以实现临床治愈，甚至长期生存。"

小秦："真的吗？只要我们早发现早治疗，乳腺癌就有可能治愈？要是这样可真是太好了！我们又有什么办法可以提前发现呢？"

医生："当然有啦！乳房自检就是一个很好的方法。"

小秦："乳房自检？什么是乳房自检？"

医生："乳房自检就是病人本人对自己乳房的自我检查来发现乳腺肿块疾病的方法。我现在就来告诉你，怎么来做乳房自检。首先，需要注意的是乳房自检的最佳时期是女性每月月经来潮后的第9~11天，这时候雌孕激素水平比较稳定，对乳腺腺体影响比较小，更容易发现乳腺病变。"

小秦："哦，月经来潮后的第9~11天？那绝经后的女性和哺乳期的女性选择什么时候做乳房自检合适呢？"

医生："绝经后的女性可以选择每月月初或者月末这样容易记忆的日期进行自检。哺乳期的女性呢，就等到断奶后再进行自检吧。"

小秦："那我们自检的时候，要检查哪些地方呢？"

医生："要检查乳头、乳晕、乳房的四个象限（就是乳房的内上、外上、外下、内下这4个部分），还有腋窝和锁骨上窝。"

小秦："那具体要怎么检查呢？"

医生："首先，我们可以'视'诊，就是褪去上衣，站在镜子前双手下垂，仔细观察双侧乳房的大小形状是否对称，乳房皮肤是否光滑平整，乳头是否对称、有无内陷倾斜。其次，我们可以把双臂抬起或者双手叉腰，再重复检查一遍。"

小秦："然后呢？"

医生："接下来是'触'诊。我们可以平躺下来，在肩背部垫一个软枕，使胸部挺起。然后，把左侧上臂向上外展抱头，用右手轻轻抚摸左边的乳房（对侧就反过来）。记得要用示指、中指和环指并拢伸直，用指腹轻柔地按压，按照乳房的内上、外上、外下、内下的次序，仔细完整地检查乳房（图40-1）。"

小秦："哦，这样啊。那腋窝和锁骨上窝要怎么检查呢？"

医生："很简单，用指尖轻轻抚摸两边腋窝及锁骨上窝，看是否有触摸到结节感。还有，我们可以用大拇指和示指挤压乳晕区域，以检测乳头是否有液体流出（图40-2）。"

小秦："喔，医生，这从视诊到触诊，还挺复杂，您再给说说什么情况算异常？"

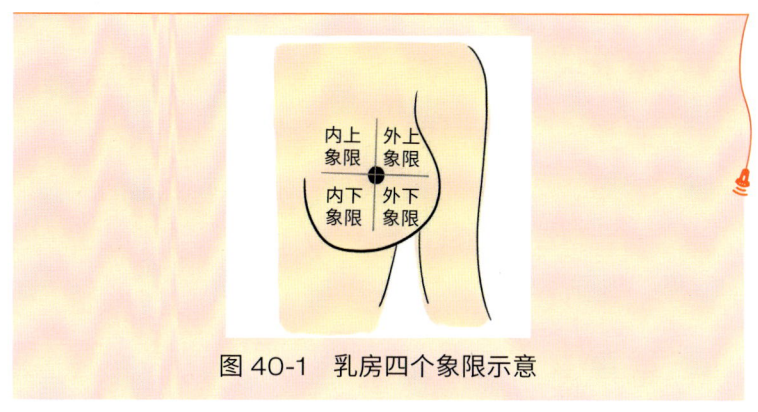

图 40-1　乳房四个象限示意

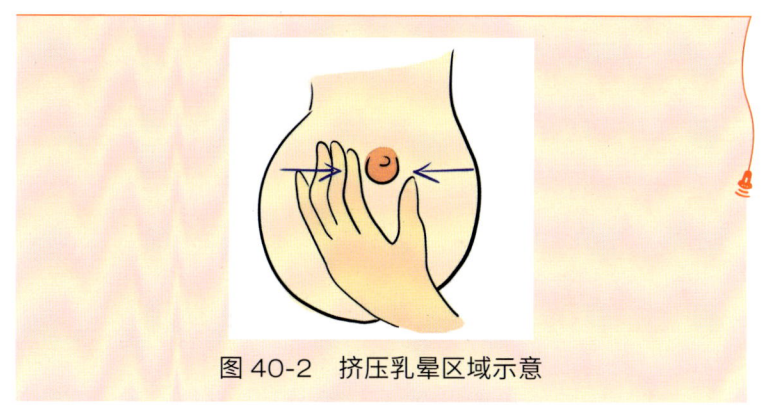

图 40-2　挤压乳晕区域示意

医生："'视'诊观察时，如果看到乳房皮肤出现'橘皮样'改变或出现'酒窝征'（图 40-3），或者乳头出现内陷、糜烂或流出淡黄色、咖啡色液体，就要及时就医；如果'触'诊发现乳房有无痛、推之不动的肿块，或者腋窝及锁骨上窝触及结节感，就要及时就医哦。"

小秦："好的，我明白了。不过，乳房自检是不是就能完全代替常规的乳房体检呢？"

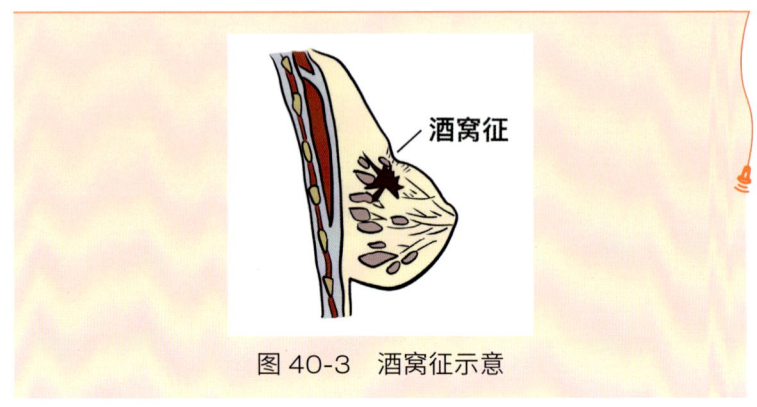

图 40-3　酒窝征示意

医生:"当然不能啦。乳房自检只是早期发现乳腺癌的一种方法,它无法代替常规的乳腺检查。所以,我们还是要定期进行乳腺检查。"

小秦:"嗯,谢谢医生!我现在对乳房自检有了更深入的了解。还有一个问题,是不是男性就不用担心乳腺长肿瘤了?"

医生:"不是的。虽然男性患乳腺癌的概率相对较低,但并不意味着男性就可以完全不用担心乳腺问题。"

小秦:"啊?男性也会得乳腺癌吗?我还以为这是女性的专属呢。"

医生:"没错,男性确实也会得乳腺癌,只不过发病率比女性低很多。但即便是低概率事件,一旦发生,对个人的影响也是巨大的。"

小秦:"那男性乳腺检查也很重要咯?"

医生:"对的!男性乳腺检查同样重要。虽然男性乳房组织不如女性发达,但一旦有异常肿块或变化,很可能是乳腺癌或其他乳腺疾病的征兆。"

小秦："那男性乳腺检查应该怎么做呢？"

医生："其实和女性乳房自检有点像，男性也可以定期自我检查乳房。比如，站在镜子前观察乳房是否有不对称、皮肤凹陷或红肿等异常；然后用手轻轻按压乳房，感受是否有硬块或疼痛。"

小秦："这样啊，那我得告诉我身边的男性朋友们，让他们也重视起来。"

医生："没错，提高意识很重要。而且，如果男性朋友发现乳房有异常，一定要及时就医，进行专业的乳腺检查。"

小秦："好的，谢谢你又给我上了一课，医生！我现在知道男性乳腺检查也很重要了。"

医生："不客气，小秦！健康知识就是要多分享，让更多的人懂得如何拥有健康的身体！"

（撰写：胡景远　刘村；绘图：刘欣宇）

四十一问 乳腺结节的"密码"之乳腺结节分级揭秘

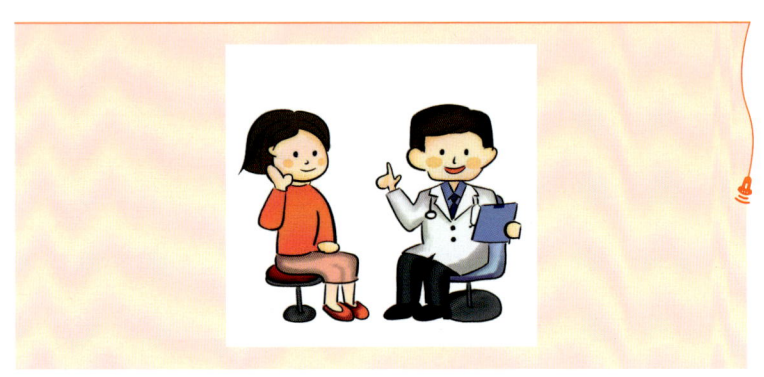

小张:"医生您好,我最近陪我妈去医院做乳腺检查,看到报告单上写着乳腺结节和BI-RADS分级,这些到底是什么意思啊?"

医生:"哦,这个啊,我来给你简单科普一下吧。"

医生:"乳腺结节就是乳房里长的小包块,它可能是良性的,也可能是恶性的。而BI-RADS分级就是医生用来评估这个结节是良性还是恶性的一个系统。"

小张:"BI-RADS分级能用来评估结节是良性还是恶性?您能具体说说吗?"

医生:"好的,BI-RADS分级就是把乳腺病变从良性到恶性的可能程度做了一个分级,共分成了0~6级,级别越高,恶性的可能性就越大。具体说:0级就是表示影像学检查不完整,也就是说没有获得满意的检查效果,需要再做其他检查来评估；1级就是没问题；2级是明确的良性病变，比如单纯的囊肿；3级是良性可能性大，恶性程度不足2%，需要6个月复查1次，如果连续进行了3次复查，仍然没有变化，可以降级归到2级；4级就是可疑恶性了，又按照恶性程度分为4A、4B、4C，其恶性程度分别为：≥2%至≤10%；>10%至≤50%；>50%至≤95%，通常需要做穿刺活检来确诊；5级就高度可疑恶性了，影像学检查基本上认定是乳腺癌了；6级就是已经病理证实为恶性了，但还没接受治疗。"

小张："明白了，看来如果我们看到报告单上写着4级或者5级、6级，就要重视这个结节了，谢谢您医生。"

（撰写：宫淑云　宋雪　刘村；绘图：刘欣宇）

四十二问 乳腺结节的"密码"之超声引导下乳腺粗针穿刺

小丽:"医生,我同事刚被查出乳腺癌,我这次体检也发现乳腺结节,报告上写的我又看不懂,我是不是也中招了?吓死我了!"

医生:"你先别急,乳腺肿块不一定就是癌,让我看看您的查体报告。"

小丽:"我的查体报告上说我的乳腺肿块是BI-RADS 4B类,说明很可能是恶性的,让我再检查。我该查什么呀?"

医生:"你的情况确实需要进一步检查。无创检查,我们通常建议查超声造影来判定结节的良恶性;当然如果要知道结节定性的'金标准'的话,就需要做超声引导下乳腺结节穿刺(图42-1),来明确肿块的性质。"

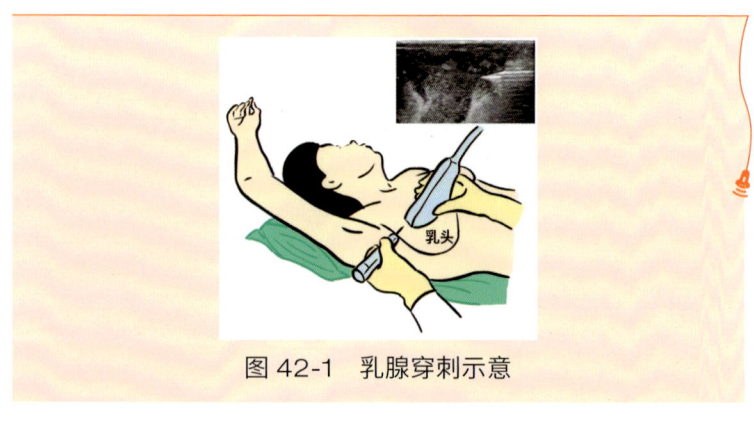

图 42-1 乳腺穿刺示意

乳腺篇

小丽："穿刺是什么呀？我想做这个检查，能一下子就知道真正的结果了！不过这个检查疼吗？有危险吗？"

医生："穿刺就像是用一根细针，在超声的指引下，我们能看到针尖在哪个位置，能够一下子穿到结节里面取一点组织出来，送到病理科化验，看看是良性的还是恶性的。操作过程中会为您实施局部麻醉，疼痛感较轻，您不用太担心。至于危险，虽然任何医疗操作都有风险，但这个检查相对还是比较安全的。"

小丽："那做这个检查前需要准备什么吗？"

医生："嗯，需要做乳腺彩超、血常规、凝血四项和输血四项检查，还要停用抗凝药物 5 ~ 10 天。"

小丽："那穿刺过程是怎么样的呢？要住院吗？"

医生："穿刺过程其实挺简单的，不需要住院，在门诊就能完成。取合适的体位躺好后，医生会先用超声探头找到肿块的位置，然后消毒、打麻药，再用穿刺针取点组织出来。整个过程很快，不用太紧张。"

小丽："那穿刺后还需要注意什么呢？"

医生："穿刺后啊，你要用手按压穿刺点 30 分钟，然后观察 30 分钟，没有不舒服的情况就可以走了。回家后 24 小时内不要做剧烈运动，伤口不要沾水，还要密切观察伤口有没有红、肿、热、痛或者渗血等症状。"

小丽："那病理结果要多久才能出来呢？"

医生："病理结果一般需要 3 ~ 7 天才能出来。结果出来后，我们会根据是良性还是恶性，来制订下一步的治疗方案。"

医生:"总之啊,超声引导下乳腺结节穿刺是一种安全、有效的诊断方法。如果你们在乳腺检查中发现结节,医生建议做穿刺时,不必过于紧张和担心,应积极配合医生进行检查和治疗,早期诊断,早期治疗,很多乳腺癌是能够治愈的。"

(撰写:宫淑云　宋雪　刘村;绘图:刘欣宇)

乳腺篇

四十三问 乳腺结节的"密码"之超声引导下乳腺消融术

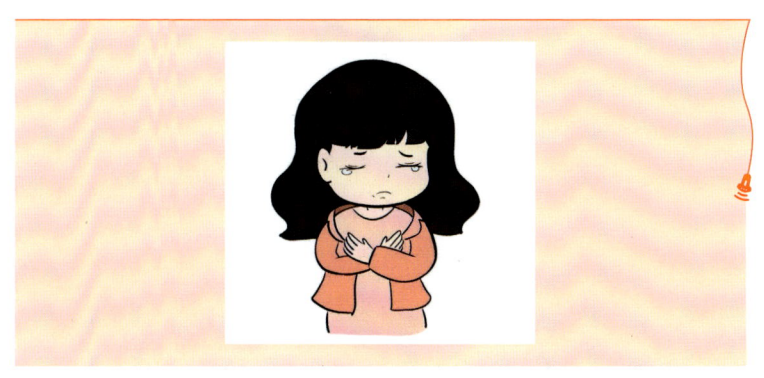

小娟:"医生您好,我听说现在女性乳腺疾病越来越多了,特别是乳腺结节,这病到底严不严重啊?"

医生:"乳腺结节确实是很常见的乳腺疾病,大部分是良性的,比如纤维腺瘤,但也有可能恶变成乳腺癌,所以及时发现和治疗很重要。"

小娟:"那乳腺结节要怎么治疗呢?我听说要动手术,听起来好可怕。"

医生:"没错,传统方法主要是手术切除,虽然有效,但创伤大,并发症风险也高。不过现在有了新技术——超声引导下乳腺消融术(图43-1),就避免了这些问题。"

小娟:"乳腺消融术?这是什么新技术啊?能给我们讲讲吗?"

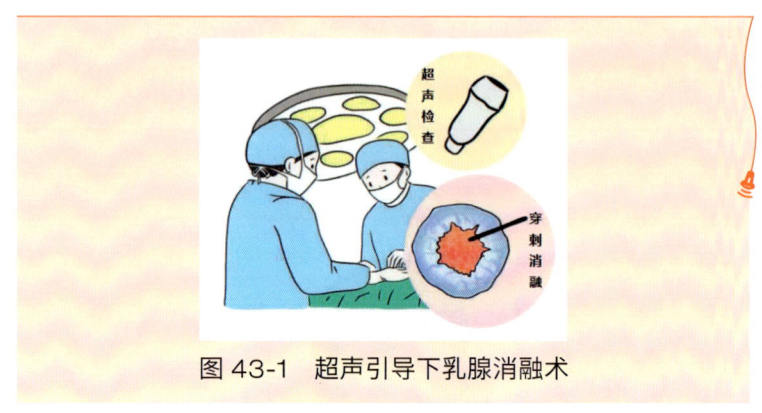

图 43-1　超声引导下乳腺消融术

医生："当然可以。乳腺消融术就是通过加热来破坏肿瘤组织。它有好几种形式，比如射频消融、微波消融、激光消融和高强度聚焦超声。这些技术都是利用热量杀死肿瘤细胞，然后身体会慢慢吸收这些坏死的组织。"

小娟："听起来挺神奇的。那乳腺消融术有哪些优点呢？"

医生："优点可不少。首先，它只需要局部麻醉，不用全麻，手术切口也非常小，几乎不留瘢痕；其次，手术很精准，不会伤害周围乳腺组织，功能和外观都能保留得很好；最后，整个手术过程也就30分钟左右，恢复也快，一般观察1~2天就能出院了。"

小娟："哇，这么好啊！那哪些病人适合做这个乳腺消融术呢？"

医生："消融术适合那些不想做手术切除或者因为各种原因不能做手术切除的病人，比如早期发现的良性病变、心理压力大的病人、乳房有多发肿物希望一次性解决的病人，还有乳腺癌术后复发但无法耐受二次手术的病人等。"

小娟："那术前需要做哪些准备呢？"

医生："术前准备也很重要。你需要做一系列检查，确保身体状况适合手术。还要和医生详细讨论手术过程、风险和效果。根据医生的建议，你可能需要调整药物，特别是抗凝药。手术前还要禁食，防止呕吐或窒息。"

小娟："那手术是怎么操作的呢？"

医生："手术过程其实挺简单的。医生会用超声找到结节的位置，然后打上麻药，在超声引导下把热消融针插进结节里。根据结节大小调整加热功率，让结节里的细胞受热坏死。整个过程医生都会监控超声图像，确保热量只作用在结节上。"

小娟："那手术后需要注意什么呢？"

医生："手术后要多休息，别吃辣的、刺激性的食物，多喝水，注意穿刺点的清洁。还要定期复查，观察肿瘤有没有复发。"

小娟："听起来这个手术真的很不错，既安全又有效，还能保留乳腺的功能和外观。"

医生："是的，超声引导下乳腺消融术确实为乳腺结节等常见乳腺疾病的治疗提供了新的选择。如果你或者你的家人有这方面的问题，可以考虑这个手术。"

（撰写：赵璇　刘村；绘图：刘欣宇）

四十四问 提前学习流程,轻松面对检查

刘女士:"医生您好,我同事得了乳腺癌,好像做超声查出来的,超声还能查乳腺?我也想查查。"

医生:"好的,先不用紧张,乳腺超声是一种很常用的乳腺检查方法。"

刘女士:"哦?那它和其他检查方法比,比如钼靶、磁共振,有什么不同呢?"

医生:"乳腺超声的优势在于成本更低,操作简便,且没有辐射风险。最重要的是,它能帮我们辨别乳腺疾病的良恶性。"

刘女士:"听起来挺不错的。那么,它都能检查出什么问题呢?"

医生:"检查范围可广了,能查腋窝和乳腺引流区域的淋巴结,还能判断乳腺肿块的软硬程度。"

刘女士:"那多久做一次比较好呢?"

医生:"对于一般的女性,40岁以上建议每年做一次。但如果有乳腺癌家族史,那么建议每6~12个月做一次。"

刘女士:"那如果我发现乳腺胀痛、肿块、乳头溢液这些症状呢?"

医生:"那就得赶紧去看医生了,千万别拖。"

刘女士:"那做超声检查前,我需要准备些什么吗?"

医生:"其实不用特别准备什么,不用空腹,也不用憋

尿。但建议你穿宽松、方便穿脱的衣服。如果有乳头溢液，检查前别挤乳头哟。"

刘女士："检查时我应该怎么做呢？"

医生："检查时放松心情，配合医生就好。你需要躺下来，手臂放在头后，充分暴露双侧乳房和腋窝（图44-1）。医生会在乳房上涂点耦合剂，然后用探头在乳房上来回滑动扫查。"

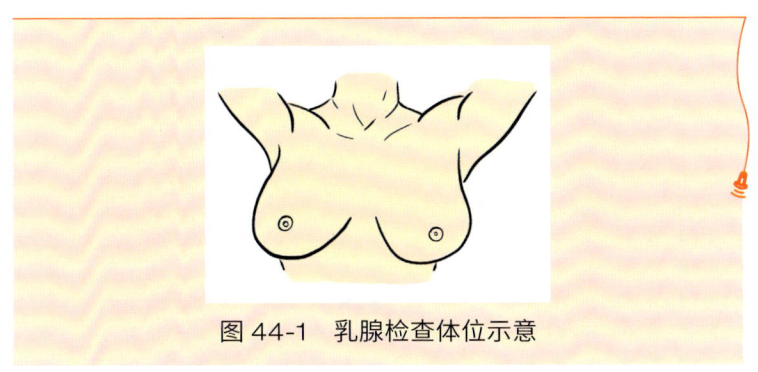

图44-1　乳腺检查体位示意

刘女士："那如果发现肿块怎么办？"

医生："别担心，彩超能初步判断肿块的性质。除了常规超声，还有超声弹性成像、超声造影、三维超声这些技术帮忙，但最后诊断还得结合临床表现和其他检查结果。如果高度怀疑乳腺癌，还可以做超声引导下穿刺，通过病理检查来明确。"

刘女士："原来如此，谢谢你给我讲解这么多！"

医生："不客气，希望这些信息能帮到你！这是你的检查单，现在你可以去进行检查了。"

（撰写：韩玥　刘村；绘图：刘欣宇）

四十五问 "乳"此难缠——肉芽肿性小叶性乳腺炎从发病机制到治疗挑战

"姐,咋办呀?!"莹莹在电话里充满了焦急与惶恐,我也深感揪心。思绪飘回到这两年来她与这个"乳"此难缠的乳腺疾病持续抗争的情境中,心里五味杂陈。

两年前,莹莹与她三岁的儿子玩闹时,小家伙无意的一个"旋风踢"正中她的左侧乳房,之后的几天她就一直觉得左侧乳房疼得厉害,摸着好像还有一个挺大的肿块儿,吓得她忙不迭地来医院就诊。乳腺外科医生建议她做一个超声检查。超声显示左乳内一个约 4 cm× 5 cm 形态不规则的肿块,良恶性有待鉴别,建议穿刺。莹莹吓蒙了,马上就做了超声引导下穿刺。经过几天的焦急等待,病理结果:炎性改变,形态学提示肉芽肿性小叶性乳腺炎。这个结果,外行人觉得欣慰,乳腺炎嘛,内行人觉得心酸,肉芽肿性小叶性乳腺炎,"乳"此难缠啊!两年来,病情反反复复,令她苦不堪言,历经了多种方法的治疗,病情也似乎终于稳定下来,然而,最近她的右侧乳房又有了两年前相似的症状……

那么,肉芽肿性小叶性乳腺炎到底是何方"妖孽"呢?为何"乳"此难缠?

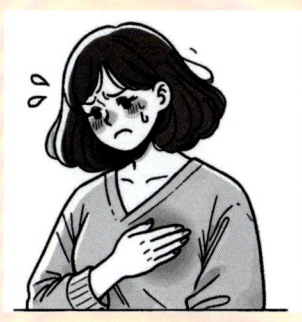

一、什么是肉芽肿性小叶性乳腺炎?

肉芽肿性小叶性乳腺炎是以乳腺小叶为中心、病因不明、非特异性的慢性炎症性疾病(图45-1)。肉芽肿性小叶性乳腺炎多发生在女性非哺乳期,近年来发病率呈明显上升趋势。虽属炎症性疾病,但因其为非典型细菌感染所致,故抗生素效果不佳,易反复形成脓肿并破溃形成窦道、瘘管或溃疡,

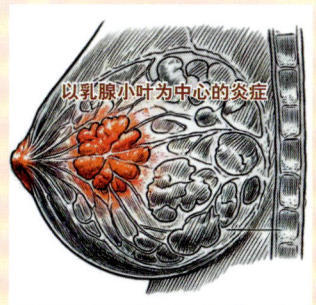

图45-1 肉芽肿性小叶性乳腺炎是以乳腺小叶为中心的慢性炎症性疾病

造成乳房外形毁损，严重影响病人的生活质量，是临床上较为棘手的一类疾病。

二、肉芽肿性小叶性乳腺炎的发病原因是什么呢？

肉芽肿性小叶性乳腺炎的病因还没有得到完全证实。综合国内外的研究进展，肉芽肿性小叶性乳腺炎的发病原因可能为物理、化学刺激等因素导致乳管更加容易渗透，管腔内分泌物如陈旧性乳汁等从乳管渗出，进入乳腺小叶内间质，此时，身体会启动一种免疫反应来应对这些不应该出现在小叶内间质中的物质，这种反应会引起局部的炎症，并吸引免疫细胞聚集，形成炎性结节，也就是我们所说的肉芽肿。此外，诱发肉芽肿性小叶性乳腺炎的因素可能还包括长期吸烟、哺乳障碍或乳汁淤积、乳房钝性外伤、口服避孕药或精神类药物及体内泌乳素水平过高等。

三、肉芽肿性小叶性乳腺炎有哪些症状呢？

肉芽肿性小叶性乳腺炎多见于有生育史的育龄期女性。疾病早期，可出现乳房区疼痛，继而出现肿块，但此时皮肤外观尚无明显变化。病变通常从乳房周围区向乳晕区蔓延，随着疾病发展，肿块会迅速增大，并可出现类似炎症的表现，如红肿、发热和疼痛等，甚至形成皮下脓肿。疾病后期会出现皮肤破溃流脓，形成溃疡及连接皮肤与病灶之间的异常管道（瘘管或窦道）。病症常反复发作，不易彻底治愈。炎症可伴有同侧或双侧腋窝淋巴结肿大，当乳房肿块与腋窝淋巴结肿大同时存在时，临床易被误诊为乳腺癌。

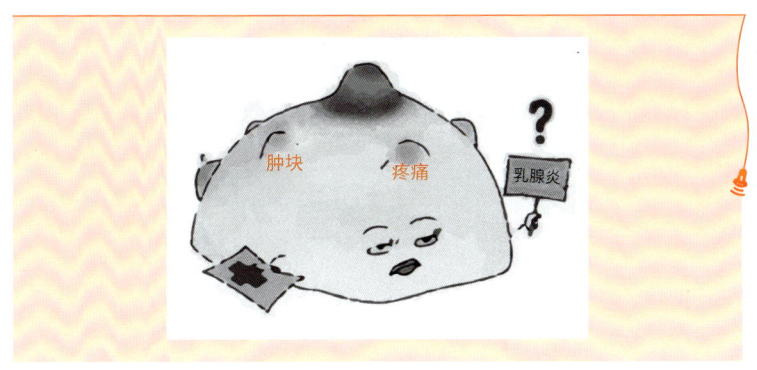

四、肉芽肿性小叶性乳腺炎如何诊断呢？

育龄期女性发现乳房肿块一定要及时就医。医生会根据其临床表现、影像学检查、实验室检查及病理学特征等进行综合判断。肉芽肿性小叶性乳腺炎影像学表现通常缺乏特异性，超声是其首选检查方法，有助于发现脓肿及窦道形成，同时可以动态监测病情变化。病理诊断仍是肉芽肿性小叶性乳腺炎诊断的"金标准"。

五、肉芽肿性小叶性乳腺炎治疗方法有哪些呢？

关于肉芽肿性小叶性乳腺炎的治疗方法，临床尚未达成共识。针对不同情况的病人，以及同一病人所处的疾病的不同阶段，治疗方法也是在中医到西医、药物到手术中更换。药物治疗包括糖皮质激素、抗生素、免疫抑制剂、溴隐亭、中药等，手术治疗多用于药物治疗无效或治疗后复发的病人。

肉芽肿性小叶性乳腺炎虽然难缠，但也不要惧怕，且莫一旦诊断为此病，就垂头丧气。其实它也害怕你，它怕你乐观的态度，怕你谨遵医嘱，怕你规范治疗。现在你知道怎么对付它了吧！

（撰写：李紫瑶；绘图：李紫瑶）

肌骨关节篇

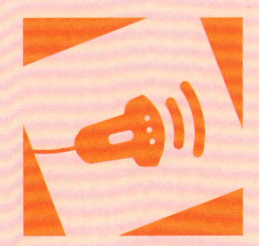

四十六问 关节有弹响,能用超声检测吗?

你是否有过这样的情况:伸个懒腰或者活动关节时,关节会"咔咔"一声弹响(图46-1),有时伴有疼痛,这背后隐藏着什么秘密?是不是关节出了什么问题?下面我们就来聊聊关节弹响和超声检测能派上的用场。

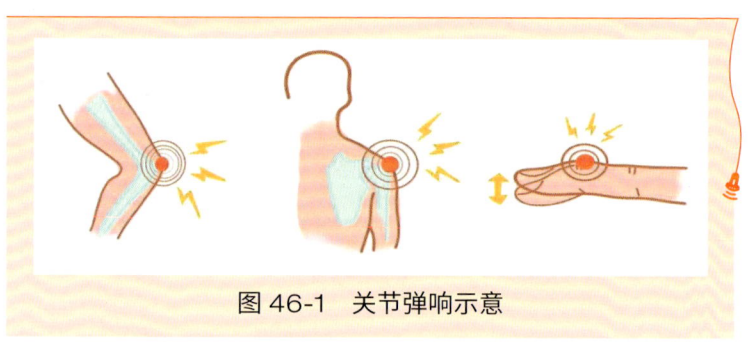

图46-1 关节弹响示意

一、关节弹响并非都意味着疾病

关节弹响可以分为生理性弹响和病理性弹响两种情况。

(1)生理性弹响:这是最为常见的一种,在关节活动时突然出现清脆、单一、短暂的响声,不会伴随疼痛或功能障碍。这种弹响通常无须特殊处理。

(2)病理性弹响:可能伴随疼痛、功能障碍,且频率较高。这种弹响通常是由于关节内部结构异常或肌腱、韧带等问题引起的，在关节活动时，受伤的组织会出现异常摩擦或碰撞从而产生弹响。

二、超声检测：揭开关节弹响的秘密

1. 什么是超声检测？

超声检测是一种基于超声波的医学影像学诊断技术，其优势在于动态性和实时性，能够捕捉到肢体活动或特殊体位时才出现的病变。此外，超声检查相对简便、经济，适用于对关节病变的早期检测和动态观察。

2. 超声如何揭开关节弹响的真相？

超声检查可以帮助观察关节内部结构，如肌腱、韧带、关节囊等，以确定是否有损伤或其他异常。如果关节弹响伴有疼痛、肿胀，超声可以检测是否存在滑膜炎、滑囊炎等炎症性疾病，或者韧带撕裂等结构性损伤，帮助判断病因，为进一步治疗提供依据。

3. 这到底是什么疾病呢？

有位病人因大拇指和手掌关节处疼痛来就诊，检查发现其该处关节在来回弯曲和伸直的交替动作中会产生弹响声。

根据超声检查结果，上述病人所患疾病为手指屈肌腱狭窄性腱鞘炎，又被称为"弹响指"和"扳机指"（图46-2），是因手指屈肌腱在滑车关节上反复运动中产生无菌性炎症导致滑车关节、肌腱增厚，从而产生卡压所致。

关节弹响，仿佛是日常生活里的"小插曲"，当这些"音符"伴随着疼痛等不适时，就需要引起重视。超声作为关节疾病的"透视眼"，不仅能更清晰地了解关节的内部状态，还能及早发现潜在的问题,从而采取有效的预防和治疗措施。

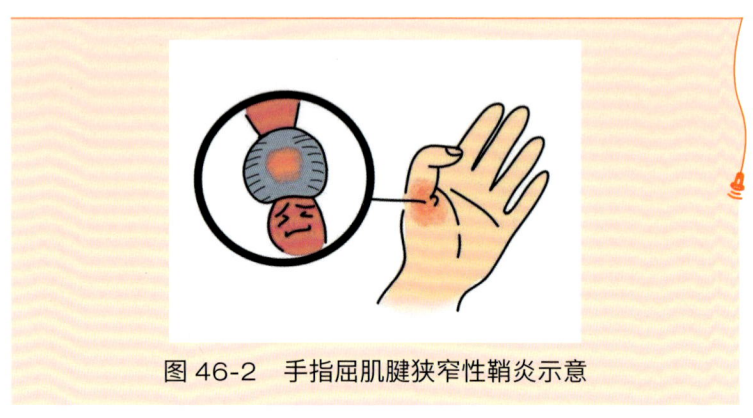

图 46-2　手指屈肌腱狭窄性鞘炎示意

（撰写：卢漫　陈燕　魏婷；绘图：陈燕）

四十七问 超声评估——类风湿性关节炎病人的全流程监测攻略

当我们从清晨中醒来,都习惯伸个懒腰,活动下筋骨。然而这对李阿姨而言,却是最艰难的时刻,因为每天早上醒来,她都感觉双手僵硬,使不上劲,还隐隐作痛,总要等上一会儿双手才能彻底"苏醒",而这样的等待时间却越来越长。经医生诊断,原来李阿姨患上了"类风湿性关节炎"。

一、什么是"类风湿性关节炎"呢?

类风湿性关节炎是一种以滑膜炎为病理基础,以对称性四肢关节肿痛、僵硬、活动受限等为主要表现的自身免疫性疾病。若不及时治疗,可导致软骨及骨质侵蚀破坏而逐渐出现关节变形和功能丧失,致残率极高,晚期可导致生活自理能力完全丧失(图47-1)。

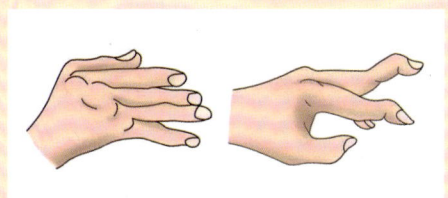

图47-1 类风湿性关节炎手部畸形示意

为了控制炎症，缓解症状，延缓李阿姨的病情进展，避免出现关节变形，导致功能丧失，医生建议李阿姨规范治疗，并且定期进行超声检查评估手腕部关节情况。

二、超声如何评估类风湿性关节炎的腕部情况呢？

1. 病情评估

（1）类风湿性关节炎的基本病变是滑膜炎（图47-2），超声可以观察滑膜的厚度、回声强度，能有效鉴别滑膜增生与滑膜积液。增生滑膜的血管多是微小血管，且血液流速较低，彩超或能量多普勒超声能敏感地检测到增生滑膜的血流信号，从而评估炎症活动性，指导诊断与治疗。

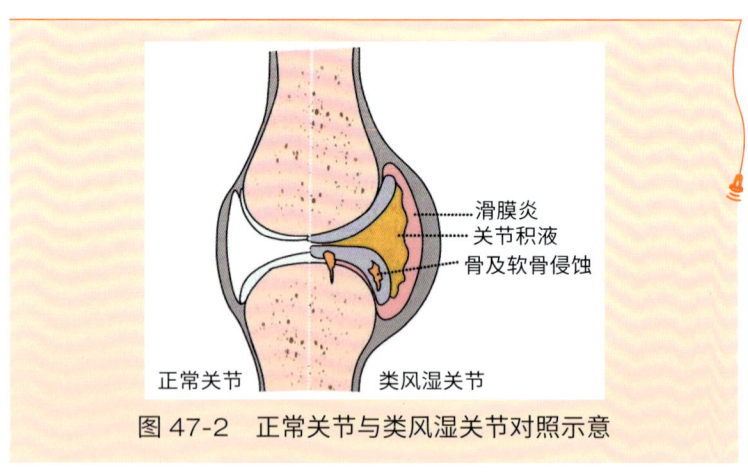

图 47-2　正常关节与类风湿关节对照示意

（2）骨侵蚀是类风湿性关节炎病理学变化的标志，它表现为骨皮质中断及矿物质丢失的破坏性过程。在疾病早期，超声就能检测到很小的骨侵蚀，相对于 X 线更有优势。

（3）类风湿性关节炎在炎症进程中经常累及关节周围的炎症和损害，特别是肌腱损害可导致病人严重的功能损害。超声可以发现肌腱腱鞘增厚，回声减低，腱鞘内积液，彩超能清晰显示增多的血流信号。

2. 药物疗效评估

在经过正规治疗后，可以通过超声检查观察滑膜厚度、关节腔积液、腱鞘炎等病变是否得到改善。

3. 预测疾病复发

部分类风湿性关节炎病人在达到临床症状缓解后，随访时仍可能在超声检测下发现滑膜内血流信号，提示滑膜炎的存在。因此，类风湿性关节炎病人只有同时达到临床缓解和超声检测下指标的缓解，才可能避免疾病的复发和进展。

李阿姨接受正规治疗后，在医生指导下坚持定期进行超声评估，并根据评估结果调整用药，最终病情得到良好控制，有效延缓了疾病进展，大大提高了生活质量。

（撰写：卢漫　韩文艳　王玫；绘图：庄敏）

四十八问 超声能检查神经病变吗？

这天，王大爷在马路边散步，突然后颈部剧痛并有触电感。他抬头一看，原来是一辆大货车经过，车轮弹起一个小石子正好砸在了他的颈部右后侧，还砸出了血。回家后家人帮他检查和消毒伤口时发现只是一个4～5 mm的小口，就贴了创可贴让它自己愈合。但之后伤口一直疼痛，且渐渐地右手出现麻木的感觉，一个月后伤口的地方还鼓起一个小包。他到医院就诊，医生听完病史并简单做了查体后怀疑可能是压迫了神经，建议做一个超声检查。王大爷疑惑，超声还可以检查神经吗，没听说过呀！

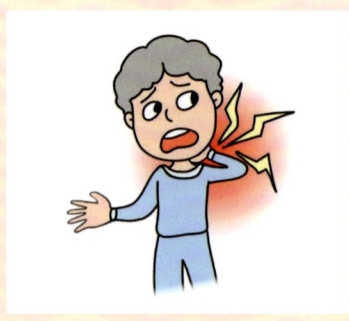

一、超声能检查哪些神经呢？

王大爷带着怀疑的心情和检查单来到了超声科，他说："不晓得超声还可以看神经呀？"

超声医生边检查边告诉王大爷："大爷，当然可以看，神经有粗有细，在我们的超声探头下它有特殊表现，我们不仅可以看到神经，搞清楚它在您身上的分布，还可以看出您这个'包包'是个啥东西，弄清楚这个'包包'是跟哪根神经起冲突了，这样外科医生就可以确定您的治疗方法了。另外我们全身还有很多大大小小的神经，他们遇到外界干扰都会引起各种不舒服，各个神经引起的不舒服有一定的特点，我们就可以根据不舒服部位的特点来检查相应的神经了。就像平时手指麻可以检查手上相应的神经，腿脚麻木可以检查腿上相应的神经。"

二、超声能检查哪些神经病变呢？

正当王大爷听得津津有味的时候，超声医生已经给他检查完并且把报告递给他了。王大爷一看结果：右颈部皮下肿块，可能为异物肉芽肿压迫神经（图48-1）。王大爷对这次检查很满意："超声还挺有用嘛！"

超声医生听了大爷的夸奖打算给大爷再多说一点："是的，大爷，除了这些，超声还可以看神经断没断，是断了一点，还是断了全部，断的部位在哪里。如果神经上长了'包包'，也能看到，还可以初步判断包包的性质以及其和神经的关系，对神经的影响程度。"

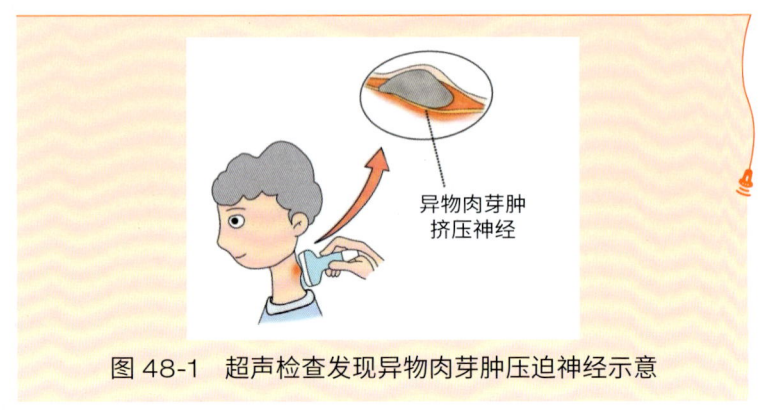

图 48-1　超声检查发现异物肉芽肿压迫神经示意

三、有哪些超声检查神经的实例呢？

王大爷越听越觉得有趣："那还有其他平时能遇到的可以用超声检查的病嘛？"

超声医生："那我就给你举几个例子：比如神经卡压综合征，就是神经被卡到了，通常是手上和腿上的神经被卡到，所以引起的症状多是手麻、脚麻，这时候拿超声一看可以看到是哪条神经卡到了，卡得严不严重，还可以在超声的引导下马上治疗，手麻、脚麻就可以缓解了。比如神经外伤，就是出车祸呀或者被刀砍了呀，用超声一检查就可以看出哪条神经受伤了，断了多少，还可以在治疗的时候评估这条神经恢复的程度。再比如医源性神经损伤，就是做手术的时候，神经也可能不可避免地被伤到，这时候超声也可以拿来评估哪条神经伤到了以及损伤的严重程度，同时在治疗过程中也可以评估神经的恢复情况。"

王大爷对这次超声检查很满意，高高兴兴地拿着超声报告去找外科医生了。外科医生根据超声结果给大爷做了包块切除+副神经分离手术,术后病理结果显示包块为异物肉芽肿。王大爷颈部不痛了,手也不麻了,生活又变得美好了。

在生活中由神经引起的相关不适十分常见,超声能快速明确引起不适的神经及原因,并评估神经损伤及周围病变的程度,更好地指导治疗,合适的病例还可以在超声引导下进行治疗,快速缓解不适,提高生活质量。

(撰写:卢漫 李小双 王璐;绘图:庄敏)

四十九问 超声是如何"透视"肌肉和关节内部的?

小刘踢足球的时候不慎拉伤了大腿,骨科医生建议他做一个肌骨超声检查以了解大腿肌肉损伤情况。这是小刘第一次做肌骨超声检查,他有个疑问:超声是如何"透视"肌肉和关节内部的?是和X线检查或者磁共振一样的原理吗?

超声科的孙医生,在给小刘做检查的时候对此做了详细的解释。

其实,肌骨超声的成像原理和其他部位的超声检查并无不同,首先我们要了解以下两个内容。

1. 超声仪器运行原理

超声仪器是利用超声波在人体内部透射和反射的原理,通过发射超声波并接收不同人体组织的反射信号,转换成图像(图49-1)。

2. 人体组织器官声学分型

(1)无反射型:含液性组织器官,包括血液、尿液、积液、胆汁、羊水等。超声下多表现为无回声或低回声图像,屏幕上常显示为"漆黑"。

(2)少反射型:均质的实质性器官或组织,包括肝脏、肾脏、脾脏、心肌、瓣膜等。超声下多表现为等回声图像,屏幕上常显示为"黑灰"色。

图 49-1 超声仪器工作原理示意

（3）多发射型：结构复杂、排列无规律的实质性器官或组织，包括乳腺、肾包膜、骨骼等。超声下多表现为高回声或强回声图像，屏幕上常显示为"白"色。

（4）全反射型：含气的组织器官，如肺、胃、肠管等。超声下多表现为强回声图像，屏幕上常显示为"亮白"。

同样，肌肉和关节在超声上也表现为不同的声学分型。通常来说，肌肉表现为少反射型，在声像图上就是"黑灰色"的，而骨骼则表现为多反射型，在声像图上表现为"白色"（图49-2）。

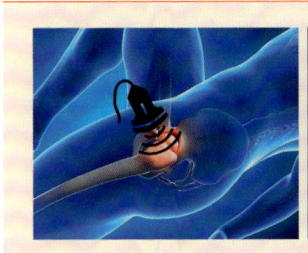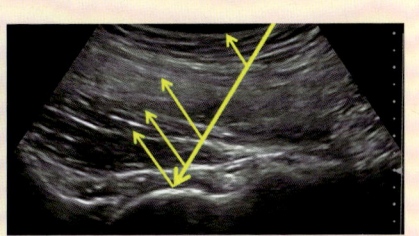

图 49-2 肌肉骨骼超声成像示意

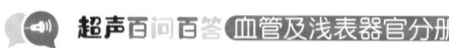

小刘听了孙医生的解释,感叹道:"现在我终于明白超声波是怎么'透视'肌肉和关节内部的了。没想到看起来这么简单的'黑白图'竟然蕴含着这么丰富的原理和信息!"

(撰写:孙思 华兴;绘图:华兴)

五十问 什么情况下需要对关节进行超声检查?

刘阿姨退休后在家帮儿子、儿媳带娃儿，孙子刚满3个月，胖嘟嘟的可爱得很，可刘阿姨却开心不起来。原来是最近总觉得手痛，特别是右手腕部，越抱娃越痛，于是挂了门诊寻求医生的帮助。

医生听完刘阿姨的症状，马上想到了"妈妈手"，对刘阿姨说道："您这手的症状大概是带娃累出来的，这样吧，先去做个关节超声检查，结果出来了咱们再对症下药。"

刘阿姨很是疑惑："关节疼痛还可以做超声呀？我以为关节只能用磁共振检查呢。"

"是的，随着超声分辨率的不断提高，应用高频超声来诊断肌肉骨骼系统疾病，不仅能够清晰显示肌肉、肌腱、韧带、周围神经等浅表软组织结构及其发生的病变，还具有实时动态、定位精准、检查方便、价格便宜、无辐射、无明显禁忌的优势，已成为我们临床鉴别各种关节疼痛的主要辅助检查。"

"太好啦，谢谢医生，我马上去预约检查！"

果然如医生所料，超声诊断为"桡骨茎突狭窄性腱鞘炎"（图50-1）。

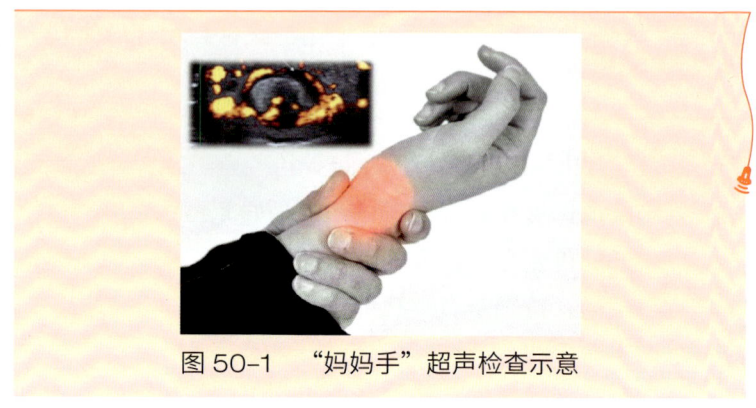

图50-1 "妈妈手"超声检查示意

医生:"您这超声结果很明确,是桡骨茎突狭窄性腱鞘炎,通俗的说叫作'妈妈手',常见于妈妈们抱娃腕部用力,长期维持一个姿势,导致的手腕部疼痛,拇指活动受限。您现在情况还比较轻微,我们采取保守治疗就能得到一个很好的效果。"

刘阿姨高兴地说:"那真是太好了,这个关节超声还可以哟,能给出这么明确的诊断。那医生,我们还有什么情况可以做关节超声检查呢?我了解清楚了好回去给我的好姐妹们科普下。"

医生:"在日常生活中,很多人会遇到关节疼痛、手指麻木、崴脚,跑步弹跳后各种肌肉、肌腱、韧带拉伤,身体的各个部位长出包块等诸如此类的情况,都可以做关节超声检查(图50-2)。关节超声可以发现关节腔的积液,滑膜的增生,骨软骨的病变,并可以动态显示关节的运动状态,肌肉、肌腱、韧带等的慢性炎症性病变及急性的断裂损伤,还有神经卡压、臂丛神经的损伤等。

对风湿免疫性疾病、痛风性关节炎的病人，超声可以清楚显示滑膜的炎症，观察到关节腔内尿酸盐结晶的沉积，评估疾病的活动度，更是可以作为首选的辅助检查。

在儿科，超声还可以对先天性髋关节发育不良、小儿斜颈进行早期筛查、早期治疗，不影响患儿生长发育；阿姨的孙儿做儿保的时候就可以带过来做个髋关节的彩超，筛查看有没有先天性的发育不良。"

刘阿姨说："太棒啦！谢谢医生，今天真是受益匪浅，我这次终于搞明白啦！"

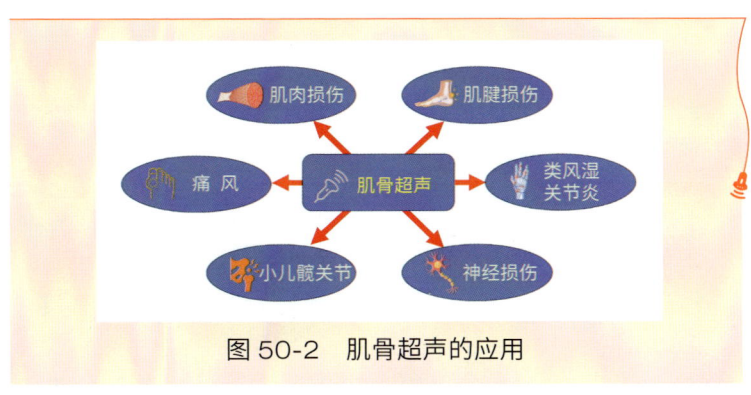

图50-2 肌骨超声的应用

（撰写：钟飞飞 华兴；绘图：华兴）

五十一问 肌肉或关节超声检查需要做哪些准备?

小李感觉右侧肘关节和前臂肌肉酸痛,疼痛科医生给他开了一个右侧肘关节和前臂肌肉的超声检查申请单。"肌肉和关节也可以做超声检查啊!可是我需要做什么准备呢?"小李很疑惑。他特意来到超声科咨询,超声科负责肌骨超声检查的何医生给他做了详细的解释。

肌肉或关节超声检查是一种无创、无痛、无辐射的检查方式(图 51-1),通常不需要特别的准备。以下是一些基本的准备事项和注意事项。

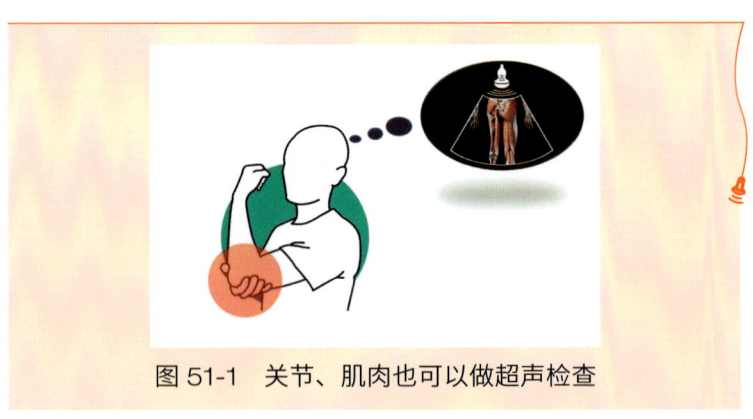

图 51-1 关节、肌肉也可以做超声检查

(1)检查前避免过度劳累:如果您长期从事重体力劳动或者剧烈运动,可能会导致肌肉或关节过度劳损,容易出

现局部疼痛的症状，甚至加重病情。因此在检查前要避免过度劳累或剧烈运动，减少对检查结果的影响。

（2）穿着宽松衣物：为了方便检查，建议您穿着宽松的衣物就诊，尤其是检查部位的衣物，应该容易脱下或拉起。

（3）避免佩戴饰品：检查当天避免佩戴任何可能干扰检查的饰品，如项链、手镯等。如有佩戴，应提前告知医生并将这些物品取下，避免对超声波产生干扰，影响到检查结果的准确性。

（4）心理准备：检查时机器的声音可能会比较大，请您保持良好的心态，避免情绪紧张或过于激动。

（5）不隐瞒病史信息：在检查前，医生可能会询问您的病史，包括外伤、疾病治疗及疼痛等相关信息，以便更好地进行诊断。

（6）检查体位：根据需要检查的肌肉或关节部位，医生会让您采取特定的体位，并且充分暴露患处，以便于更清晰地观察病变部位。例如，膝关节超声检查时，可能需要您仰卧，膝下垫一软枕以使膝关节轻度屈曲。根据检查需要，在检查中可能会要求您变动体位，请您配合做出相应动作。

（7）特殊情况的准备：对于某些特定的关节超声检查，如婴幼儿髋关节超声检查，建议在宝宝6个月内完成，因为在骨化中心出现之前，超声检查更为有效。此外，髋关节超声检查需要在宝宝安静状态下进行，睡眠状态最佳，无须空腹，可正常喝奶饮水。

"请注意，这些是一般性的指导原则，具体的准备事项可能会根据您的个人情况和检查的具体要求而有所不同。在进行检查前,最好咨询您的医生或检查中心,以获取更具体的指导。在检查过程中,如果出现任何不适症状,请及时向医生咨询并接受相应的治疗。"何医生最后特意嘱咐小李。

小李听到这么详细的解释,感激地说道:"谢谢何医生这么详细的说明,我已经非常了解肌肉和关节超声需要做什么准备啦。对我的情况而言,并不需要做什么特殊的准备,这可比其他检查方便多了!"说完,小李开心地笑了。

(撰写:何颖 华兴;绘图:华兴)

五十二问 超声：深层肌肉损伤的"透视眼"？

健身达人张姐，热衷力量训练，在一次深蹲动作训练时，腰部突发不适，就医后，一听到要排队做昂贵的磁共振检查，她就打起了"退堂鼓"，医生见张姐为难的样子，就建议说："要不你试试做个超声看看？"很快，张姐就做完了超声检查。超声检查发现她的竖脊肌因受力不当出现细微撕裂、局部炎症水肿，超声检查图像（图52-1）直观展示了损伤细节，避免了因难觉察而延误治疗，同时免去了昂贵且耗时的其他复杂检查流程。

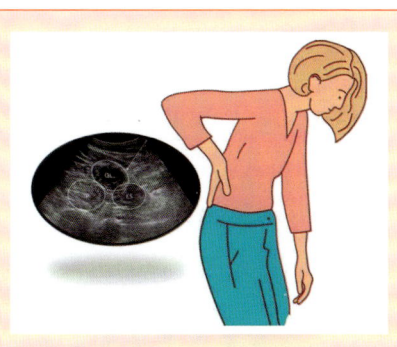

图52-1 腰背部肌肉检查示意

职业足球运动员小李，在一场激烈赛事中，高速奔跑后突然变向，瞬间大腿后侧一阵剧痛。赛后紧急就医，医生用超声探头在他大腿处移动,屏幕上清晰呈现出腘绳肌深层纤维的拉伤影像(图52-2),可以看到具体损伤的位置和程度,短短20分钟,精准诊断出炉,后续按此制订康复计划,小李得以快速恢复、重返绿茵场。

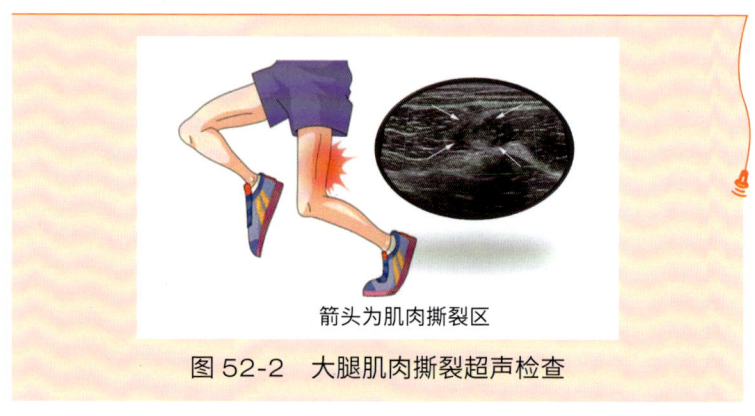

箭头为肌肉撕裂区

图 52-2　大腿肌肉撕裂超声检查

肌肉损伤是运动员和普通人群中常见的问题,通常是指肌肉突然牵拉收缩时所致的牵拉伤,多造成肌肉撕裂或肌腱撕脱,导致局部疼痛、肿胀、活动受限、肌肉功能下降甚至丧失等症状。深层肌肉损伤由于损伤位置较深常常起病隐匿,让人后知后觉,所以及时诊断对于制订适当的治疗方案至关重要。超声检查作为一种无创便捷的影像学检查手段,在诊断深层肌肉损伤方面具有重要作用。

一、超声检查在诊断深层肌肉损伤中的应用

(1)识别肌肉撕裂和血肿:肌肉撕裂和血肿是深层肌肉损伤的关键表现,超声能够清晰显示。

（2）评估损伤程度：超声可判断是部分撕裂还是完全断裂，有助于制订治疗方案。

（3）监测愈合过程：超声可动态观察损伤的愈合情况，如纤维化、肌炎骨化等并发症。

（4）引导介入治疗：超声引导下可进行血肿抽吸、注射等介入操作。

二、超声检查的局限性

（1）视野有限：超声检查的视野范围有限，对于深部肌肉损伤的诊断能力可能受到影响。

（2）依赖操作者经验：超声检查结果的准确性依赖于操作者的经验水平。

（3）对比分辨率较低：与磁共振相比，超声在软组织对比分辨率方面较低。

总结

超声检查能够有效诊断深层肌肉损伤。对运动员，赛前赛后快速筛查，揪出隐患，把控康复进度；对普通人群，运动意外扭伤、长期劳损致深层肌肉不适，超声帮助医生快速诊断、精准治疗。不过，超声虽然出色，遇到极为复杂严重的深层肌肉损伤，仍需结合其他影像学检查手段（如磁共振等）进行诊断。总之，若您正被莫名肌肉酸痛困扰，或重视运动健康防护，不妨多认识超声检测，给您的深层肌肉添一道"安全防线"！

（撰写：赵梦竹　华兴；绘图：华兴）

五十三问 超声"探案":肌肉纹理的真实模样

在医学实验室里,超声"探员"身穿白大褂,在人体模特结实的肌肉世界中探寻奥秘。助理小何给探头涂上晶莹透明的凝胶:"这次的任务是找到肌肉的形状——听说它们像牛排一样有纹理?"超声探员不紧不慢地启动工作,波纹状的声波如雷达般探入皮肤。他低声说:"牛排?那得看你指的是哪个部位。肌肉嘛,既有牛排的纹理,也有其独特的故事。"

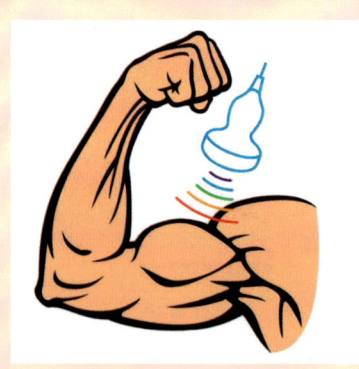

一、第一线索:肌肉的"层次感"

超声屏幕上出现了一片片黑白交织的纹理。探员用箭头标记了一个椭圆形的结构:"看见了吗?这是骨骼肌的横切面，就像一块切开的牛排，呈现为多层次的'羽毛状'或'网状'结构，外围包绕有高回声的筋膜。纵切面上可以看到一条条纤维平行排列，这些就是肌肉束。"小何瞪大眼睛："这也太像了吧！这些暗线条是肌肉纤维？""没错，"探员解释道，"肌肉的基本单位是肌纤维，它们由肌膜捆绑成束，排列得整整齐齐。那种斑驳的黑白效果，是由不同密度的筋膜组织和肌纤维反射超声波形成的，像牛排的脂肪纹路（图53-1）。"

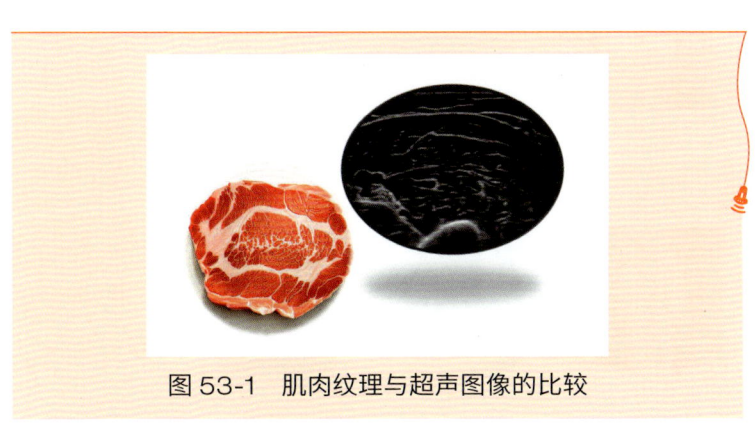

图 53-1 肌肉纹理与超声图像的比较

二、第二线索：动态之美

探员继续移动探头，肌肉纤维随着人体动作延展或收缩，像海岸边波动的潮汐。"看到它们活动了吗？"探员得意地说道，"这就是肌肉的独特之处。牛排只会安静地躺在案板上，但活着的肌肉会随着人体的动作而动态变化。超声能捕捉这种动态信息，比如运动中的拉伸、收缩。"小何用力点头："那么，看到肌肉的动态形变对医生有啥帮助？"探员解释道："有很多帮助啊,比如评估肌肉是否撕裂,某些纤维的排列是否异常、肌腱是否断裂等。"

三、第三线索：肌肉末端的秘密

探员把探头滑向肌肉更末端,屏幕上出现了肌肉与骨骼交接的位置,肌腱呈现出细长而明亮的白线。"这就是超声的另一优势,"探员说道,"我们不仅能看到肌肉,还能检查它与周围结构的关系,比如肌腱、韧带、血管和神经。如果肌肉是一块牛排,那么肌腱就是牛蹄筋(图53-2)。"

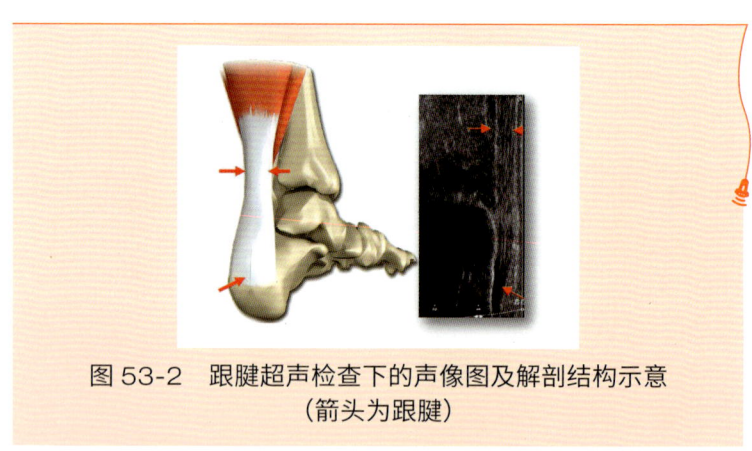

图 53-2　跟腱超声检查下的声像图及解剖结构示意
(箭头为跟腱)

小何满怀钦佩地说："所以,肌肉的形状真的像牛排!"探员关掉屏幕,意味深长地说："外观上,确实有些像。肌肉纤维的排列和纹理,是超声下最具辨识度的特征。但它们比牛排复杂得多,因为人体肌肉能运动、有血供、与周围组织结构相互作用。而我们做的,就是为它们写下一份解剖笔记。"

总结

超声可以实时显示肌肉的形状和纹理,尤其在横切面上,肌纤维束的排列特别像牛排的纹理。结合动态超声检查,还能观察肌肉的运动情况及与周围组织的关系,是临床评估肌肉疾病的重要工具。

(撰写:何丽君 华兴;绘图:华兴)

五十四问 肌肉拉伤后,超声能看到断裂的地方吗?

大学秋季运动会开始了。拉拉同学积极参加了3000 m长跑项目,在比赛进行到一半时拉拉突然感觉小腿后内侧抽痛了一下,长跑结束后拉拉同学立即到医院就医。

急诊科医生迅速做了体格检查:"有可能是肌肉拉伤了,先去做个彩超看一下吧。"

拉拉来到了超声诊断科。几分钟后……

超声医生:"目前彩超的诊断是肌肉腱膜处的局部撕裂,你可以去取超声诊断报告了,然后去急诊科找医生看病就可以了。"拉拉回到急诊室。

急诊科医生:"你这个彩超报告显示就是肌肉的撕裂,撕裂部位也比较明确,需要急诊处理一下!2周左右后再到医院来复查超声,看看恢复得怎么样。以后要避免再受伤哟。"

拉拉:"谢谢医生!没想到超声还能看到肌肉撕裂的地方。"

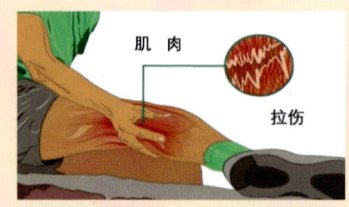

1. 肌肉超声检查方法

病人采取适合的体位,充分暴露损伤区域,保证肌肉处于松弛状态。然后,医生将耦合剂涂抹于病人损伤部位,开始检查。观察的内容包括:拉伤/撕裂部位的范围、大小、形态、回声、肌束走行连续性、周围软组织等声像图表现(图54-1)。有时候医生会嘱咐病人做肌肉的收缩运动,观察病人肌肉的活动情况。

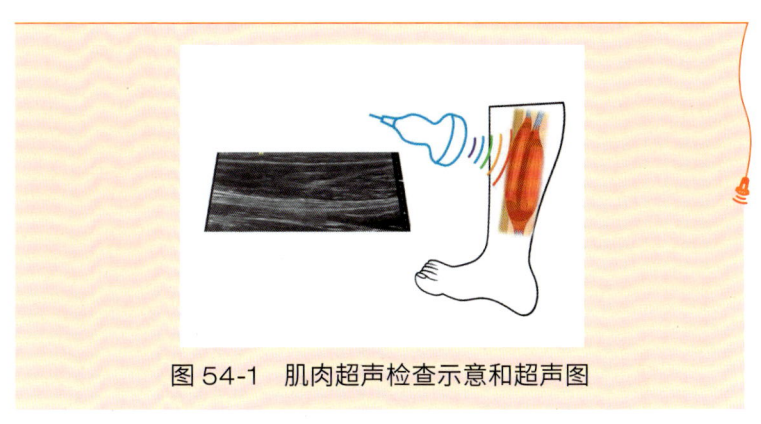

图 54-1　肌肉超声检查示意和超声图

此外,还可以使用彩超观察肌肉病变区域的血流情况,来判断损伤所导致的炎症范围和程度。

2. 肌肉损伤超声评价方法

超声不仅能迅速检出拉伤/撕裂的存在,还能对损伤的程度进行准确的评价。目前最简单的评价标准将超声表现按照肌肉拉伤/撕裂的程度分为以下三级。

Ⅰ级损伤(轻微拉伤):超声检查显示局部肌肉的回声改变但未探及肌纤维连续性中断。

Ⅱ级损伤（部分撕裂）：肌纤维连续性部分中断，断端可见无回声或低回声区，通常被高回声的血肿充填。探头轻微加压时，可见肌纤维在积液和血肿中自由漂浮。

Ⅲ级损伤（完全撕裂）：肌肉连续性完全中断，断端回缩。完全撕裂通常伴有较大血肿的形成。

总之，超声检查可以清晰显示肌肉拉伤的部位、范围、损伤处及周围血流情况，还可以对拉伤/撕裂严重程度进行分类，更方便临床对肌肉拉伤的评估。其无创、无痛、无辐射的特点使得病人更加容易接受，甚至可以在出现损伤后迅速在赛场/运动场旁进行检查。因此肌肉超声检查技术目前已经广泛应用于专业运动队、康复、疼痛等专业。而且，随着技术的不断进步和临床应用的不断推广，肌骨超声将在肌肉损伤评估中发挥更加重要的作用，为广大病人提供更加优质、高效的医疗服务。

（撰写：谷春芳　华兴；绘图：华兴）

五十五问 "大肌肉＝大力量？" 肌骨超声告诉你真相

健硕的肌肉象征着健康、自律和力量，然而事实真的是这样吗？让我们从科学角度出发，用肌骨超声寻求答案。

一、大肌肉不一定力量强

肌肉的力量取决于多方面因素，包括肌肉纤维的质量、类型及神经控制能力等。健身中练出的"大肌肉"，尤其是通过孤立动作锻炼（如只练手臂或胸肌），更注重形态美观。劳动人民的肌肉往往是在长期高强度的体力劳动中自我锻炼出来的，具有实用性和耐久性。如工地上的劳动者每天需要搬运重物、使用工具，这些活动涉及全身多个关节和肌群的协作，因而锻炼出的肌肉虽然可能没有健身房中练出的肌肉那么显眼，但其力量和耐力却十分强大。

大肌肉缺乏力量可能有以下几个原因。

（1）缺乏"使用说明书"：肌肉虽大，但神经系统协调不到位，就像买了辆跑车，却没学会开，力量输出自然大打折扣。

（2）训练方式单一：专注某部位的孤立训练，缺少整体功能性锻炼，肌肉可能"花瓶化"。

（3）肌肉虚胖：有些人为了在短时间内快速增长肌肉，

严苛饮食并摄入补剂,缺乏整体训练强度和深度,肌肉外观看似"充气",但并不能像大力水手吃完菠菜一样,瞬间变强。

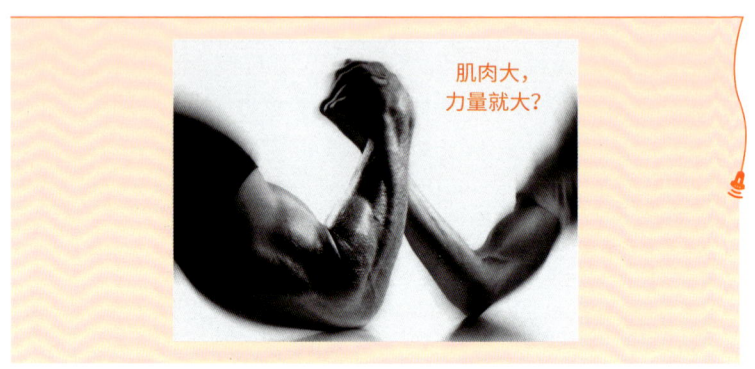

二、超声揭开肌肉的奥秘

肌骨超声的能力远远不止于观察肌肉,它能从更深层次揭示肌肉力量背后的秘密。

1. 肌肉厚度测量

超声可以准确测量肌肉的厚度、横截面积等指标。肌肉厚度和横截面积越大,力量潜力越强。

2. 回声强度反映肌肉质量

健康肌肉在超声下显示为均匀的低回声,而受损或退化的肌肉可能表现为高回声。这通常提示脂肪浸润或结缔组织增多,是肌肉质量下降的信号。对老年人或患有肌肉减少症的人群,超声可用于早期发现肌肉衰退迹象,指导治疗。

3. 动态功能评估

肌骨超声还能通过实时动态成像观察肌肉的收缩和功能,或观察康复中的病人肌肉是否正常参与动作并评估其恢复状态。

4. 肌腱与肌肉评估

力量不仅依赖肌肉,还依赖肌腱的健康。肌骨超声可以清晰观察肌腱和肌肉整体,评估是否存在撕裂或炎症,这对运动员尤为重要。

所以肌骨超声虽然不能直接测量肌肉力量,但它可以通过观察肌肉厚度、回声强度和动态运动,揭示肌肉质量和功能状态。通过超声动态观察捕捉肌肉收缩,评估肌肉的功能性。

三、趣味展望

随着人工智能和影像技术的发展,未来超声或许能通过动态分析和肌肉结构评估直接给出"力量评分"。你只需要躺在检查床上,就能知道自己是"耐力型选手"还是"爆发力冠军"!让我们拭目以待吧。

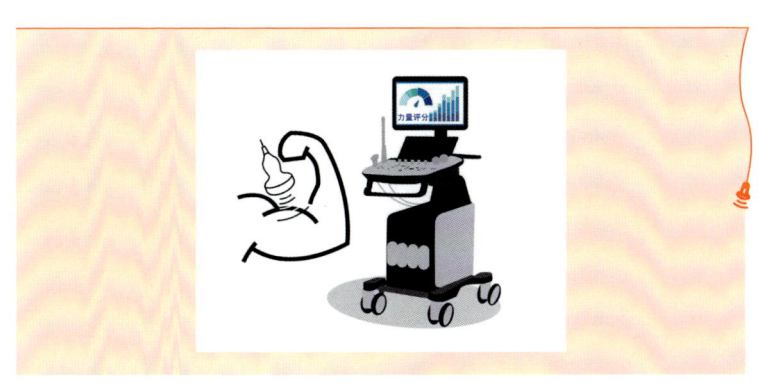

(撰写:谭茜 华兴;绘图:华兴)

五十六问 肌骨超声检查能发现哪些问题，有什么注意事项？

Hey，大家好！我是你们的超声医生。

我的工作就像是在人体里探险，用我的"超能力"——肌骨超声，去发现那些隐藏在皮肤之下的秘密。总有人特别好奇，我每天盯着屏幕，到底在看些什么？别急，现在我就带你走进我的日常工作，一起来看看不一样的视界。

每天上班都是新奇活泼的一天，我们常常能遇到一些让人哭笑不得的病人。有一次，一个年轻小姑娘扭伤了脚踝，穿了一条连裤袜来检查，连裤袜外面还套了一条牛仔短裤，得知检查要露出脚踝，直接愣了3秒，磨磨蹭蹭脱了裤子再脱了袜子再穿上裤子，脸都红成了熟透的大虾。

所以，还是想提醒大家，进行肌骨超声检查前要做点简单的准备。

（1）了解检查流程：在检查前，病人应充分了解肌骨超声检查的基本流程和注意事项，以便更好地配合医生的操作。

（2）穿着适宜：穿着宽松、易脱的衣物，以便医生能够方便地操作超声探头。

（3）保持放松：在检查过程中，病人应保持放松状态，避免过度紧张或移动身体，以免影响检查结果的准确性。

（4）去除金属物品：检查部位如有金属饰品或其他金属物品，应提前去除，以免干扰超声信号。

什么样的病人会来到肌骨超声的诊室呢？我总结为以下几类。

（1）伤：常见的有肌腱断裂、韧带损伤、肌肉撕裂并血肿形成等。肌骨超声可以评估韧带和肌腱损伤的程度和范围，还可以观察治疗后的恢复情况。

（2）炎：常见的有骨关节炎、类风湿性关节炎、痛风性关节炎等，肌骨超声可以观察关节滑膜的厚度、血流和积液情况，以及关节周围软组织的病变情况，包括是否存在软骨异常、骨赘等，有助于诊断并评估病情活动度。但单凭超声表现一般不能直接诊断疾病，需要结合体格检查、实验室检查、X线检查等来确诊。

（3）痛或麻：当存在神经卡压、神经鞘瘤、神经炎、神经压迫综合征时，病人常常出现局部麻木或疼痛的症状。虽然外周神经的分布广泛且复杂，个体差异大，肌骨超声可能无法完全显示所有的"分叉路"，但清晰地显示"主干道"的走行、分布、粗细和解剖位置关系完全没问题，因而能为临床诊断和治疗提供有力支持。

（4）包块：常常有病人摸到皮下的包块到医院就诊，通过肌骨超声检查，医生可以观察皮肤及皮下组织的结构，了解病变的性质和范围。比如肌肉里的肿瘤，既有良性，也有恶性。肌骨超声作为一种高分辨率的影像学检查手段，能够清晰地显示肿瘤的大小、形态、边界、浸润情况和血流状态，在肌肉肿瘤的诊断中具有重要作用。

（5）骨病：常见的有肋骨隐匿性骨折、撕脱骨折、骨肿瘤、肋软骨炎等。很多骨骼的退行性变，往往也与关节的急慢性炎症有关，结合肌骨超声检查能更好地观察疾病的进展。

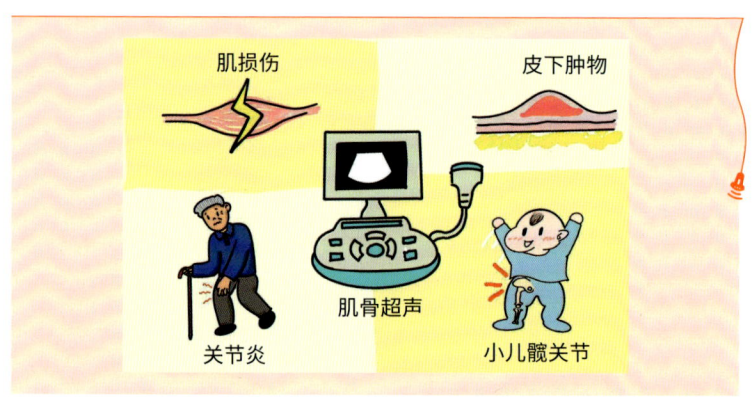

当然，肌骨超声检查也不是万能的。受检查技术局限、病人个体差异等因素影响，肌骨超声并不一定每次都能"正中靶心"。我们经常会遇到肌骨超声检查正常但仍有相关症状的病人，这种情况通常说明病人的骨骼、肌肉等部位没有出现明显的病变，但未完全排除所有潜在问题，还需要结合其他检查手段进行综合评估。因此，在解读肌骨超声检查结果时，医生往往需要综合考虑病人的病史、症状、体征及其他检查结果，进行综合分析判断。

（撰写：董发进，伍凌鹄；绘图：伍凌鹄）

五十七问 讲台上的坚守与重生：老教授与肌骨超声的温暖故事

肌骨超声如何辅助老年人进行术后的关节评估？下面小编为您讲述这样一个故事……

在大学校园的讲台上，总能看到头发花白却目光炯炯的李教授，无论清晨夜晚都坚守教育岗位。他的课堂总是座无虚席，学生们视他为人生导师，他不仅传授知识，更教会他们如何成为有责任感和同情心的人。

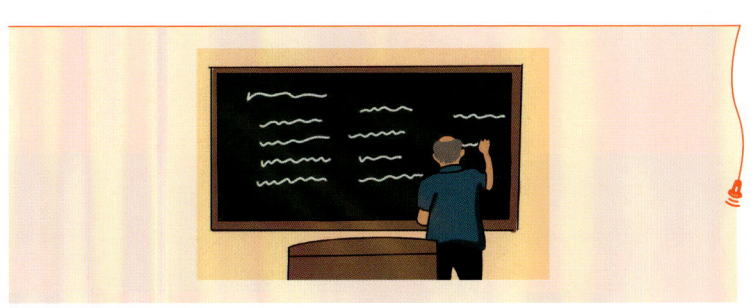

年复一年，李教授的髋关节疼痛日益加重。尽管步履蹒跚，有时甚至需要拄拐，他仍坚持站在讲台上，将疼痛藏在挺直的背影后，只为守护学生们求知的目光。

那天，李教授到医院找他的老熟人——超声科的董医生，进行定期的髋关节彩超检查。董医生告诉李教授，他的股骨头已经严重塌陷，髋关节内可见多发骨赘形成，关节腔明显变窄，结合李教授的症状和其他辅助检查来看，髋关节置换手术不能再拖了（图 57-1）。

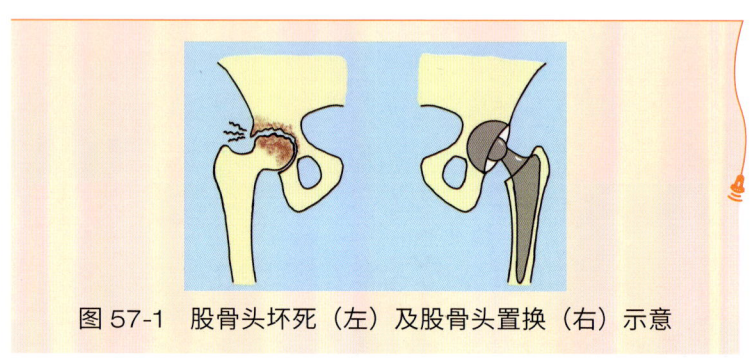

图 57-1　股骨头坏死（左）及股骨头置换（右）示意

这个消息对李教授来说无疑是一个沉重的打击。他一直担心手术后不能像以前那样站在讲台上，所以多年来都只做定期评估，不愿意进行手术。但李教授也明白，为了能够继续从事他热爱的教育事业，他必须克服这个障碍。

关节置换手术通过植入人工关节来恢复关节的功能，李教授的手术进行得很成功。

在康复期间，李教授因为不愿意接受太多辐射，没有频繁地进行 X 线检查，而是继续选择肌骨超声评估关节情况。

董医生认真观察了人工关节的位置、形态及周围软组织的恢复情况，发现置换术后的假体位置和功能良好，排除了并发症和其他异常情况。他为李教授的康复感到由衷的高兴，同时谨慎地建议李教授在必要的时候要结合其他检查手段如 X 线、CT 等来进行综合评估。

在肌骨超声的辅助下，李教授的康复之路变得清晰而坚定。这项技术以其方便、快速、无创和对病人深深的关怀，赢得了李教授的信任。它不仅为李教授的髋关节置换术后评估提供了有力的支持，更成为了他重返讲台的坚实后盾。

（撰写：董发进　伍凌鹄；绘图：谢辉　伍凌鹄）

五十八问 超声引导下的诊断性介入治疗凭什么能瞬间止痛？

20世纪80年代，随着改革开放的大潮，小杨毅然离开了生他育他的北方小镇，凭借一腔热血和不屈不挠的精神，在南方白手起家，历经风雨，终于在商海中站稳了脚跟。他的企业从一家小小的作坊，逐步发展成为行业内的佼佼者，员工从最初的几人增加到数百人，业务遍布全球，他也从意气风发的小杨，变成了人人敬仰的杨总。然而，随着事业的蒸蒸日上，年过半百的他身体却开始亮起了红灯。

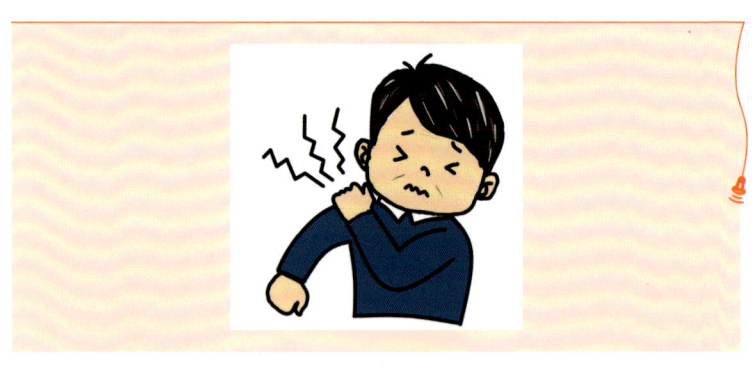

多年的劳碌，让他的身体不堪重负。尤其是他的右侧肩膀，总有那么几个动作一做就疼，开始还能忍受，随后越来越疼，甚至不敢活动了。他曾是那个在会议室里挥斥方遒的领袖，如雄狮般，威风凛凛，无人能敌，如今却仿佛被锁链束缚。这不仅影响了他的日常生活，更是让他在事业上感到力不从心。

他遍访名医，从中医到西医，尝试了很多种治疗方法，效果都不尽如人意。杨总的眉头因为疼痛和无奈，愈发紧锁。

直到有一天，他偶然听说了超声不但能看关节，还能治疗肩痛，也许能解决他的问题，本着死马当活马医的心态，他决定一试。

超声医生在为杨总进行体格检查后判断，杨总可能患上了肩袖损伤。肩袖是由肩胛下肌腱、冈上肌腱、冈下肌腱、小圆肌腱组成的结构，类似"袖口"形状，共同包绕着肱骨头。此外，肩痛也需要和粘连性肩关节囊炎相鉴别（图58-1），后者是由于肩关节囊和周围韧带的慢性炎症和纤维化导致的。因为这个病多在五十岁前后发作，所以也有老百姓称其为"五十肩"。由于两种疾病的症状相似，所以常常容易误诊。

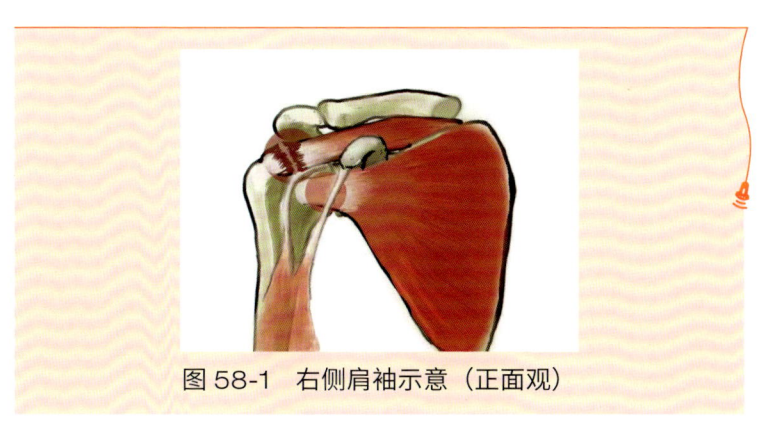

图58-1 右侧肩袖示意（正面观）

临床诊疗中，肩袖损伤常常需要与粘连性肩关节囊炎相鉴别。

随后,超声医生为杨总的肩部进行了详细的超声扫查。检查过程中,杨总积极配合医生活动肩关节,以观察关节在运动过程中的改变。结合杨总的症状和体格检查,超声医生认为肩痛大概率还是由肩袖损伤引起的,并很有可能是冈上肌腱损伤。但是,因为目前损伤还比较轻微,超声图像未能明确显示病变,所以诊断无法一锤定音。考虑到杨总已经做过许多治疗,效果都不太理想,故建议杨总进行超声引导下的诊断性介入治疗。

这对杨总来说又是一个新名词,他将信将疑。

医生也看出了杨总的不安,解释道:"超声引导下的诊断性介入治疗一般用在一些难以明确诊断的情况,我们在超声引导下对可疑的结构进行治疗,可以倒推病因:若治疗起效,就可以同时达到明确诊断和治疗疾病的目的;若治疗无效,也可以排除对应诊断,缩小确诊范围。您不用担心,因为超声引导安全无不良反应,在规范操作下极少出现明显并发症。"

打消顾虑后,治疗马上开始。

杨总心里有点紧张,他皱起了眉头、咬紧了牙关,全身的每一个细胞都紧绷着迎接即将到来的痛楚。令他感到意外的是,除了扎针的那一瞬,治疗过程并没有感到特殊的不适。伴随着一种微妙的酸胀感,医生在超声引导下把配制好的药水注射到冈上肌腱的表面,不到 3 分钟就利落地结束了治疗(图 58-2)。

穿刺针退出的一刻,杨总愣住了,有点迟疑地看着医生。医生随即提醒杨总再试试把手举起来。

让杨总万万没想到的是,这只曾让他痛苦不堪的右手竟

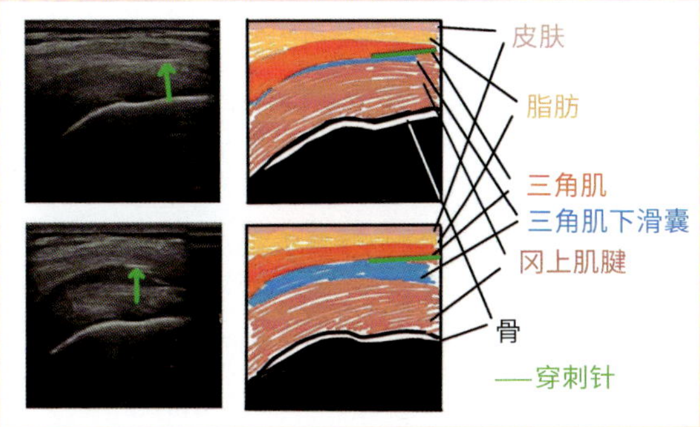

肌骨关节篇

皮肤
脂肪
三角肌
三角肌下滑囊
冈上肌腱
骨
—— 穿刺针

在彩超引导下将药物注射到三角肌和冈上肌之间的三角肌下滑囊中。左上及右上：治疗前肩关节彩超及其示意；左下及右下：治疗中肩关节彩超及其示意（绿箭头为穿刺针）。

图58-2　超声引导下诊断性介入治疗过程

然轻松举上了头顶。前后转动了一下肩关节，他感受到一种前所未有的轻松。

"成了，正如我们所料，就是肩袖撕裂导致的疼痛和活动受限，往后要注意保暖，适度运动，不要让自己太操劳了，回去吧。"医生云淡风轻，似乎已经见怪不怪了。

杨总既惊喜又激动，更后悔没有早点来接受治疗，白白痛了那么长时间。

人体的疼痛错综复杂，并非都能够统一解释疼痛来源。除了问诊、影像学检查，超声引导下诊断性介入治疗也是一种集诊断和治疗为一体的重要手段，为许多像杨总这样的病人带来了新的希望和解决方案。

（撰写：董发进　伍凌鹄；绘图：谢辉）

五十九问 尴尬现场：你们对超声的威力一无所知！

事情是这样的：我是个超过200斤的"重量级"人物，平时总是以"大肚能容天下难容之事"自居，对自己的体型嘛，也就那么回事，没太放在心上。直到今天，我那不争气的膝盖在一次意外中"跪地求饶"，疼得我直哼哼，不得不去医院报到。

到了医院，我躺在似乎不那么稳的检查床上有点忐忑，医生手持超声探头在我膝盖上滑来滑去，突然他停了下来，一脸严肃地对我说："你这皮下脂肪太厚了，影响超声成像，有些地方可能看不太清。"说着，他还不忘热心地在屏幕上指示了一下，"看这个部分，这脂肪层比别人厚了1倍不止呢。"

我心想，超声也能检查出脂肪来？还没震惊完呢，医生又语重心长地提醒我："小伙子，你得少吃海鲜和甜食，少喝酒。"我一听这话，差点从检查台上滚下来。我心里嘀咕："这医生怕不是在我身上装了监控？怎么连我爱吃的东西都知道？"结果医生淡定地告诉我，他在我关节里看到了痛风石。我这才恍然大悟，原来我的饮食习惯早就被我的关节"出卖"了。真是太丢脸了，我的膝盖居然成了我的"叛徒"！

这次的经历，真是让我尴尬到了极点，但也让我深刻意识到，我得开始对我的身体好一点了。毕竟，我可不想下次再因为自己的"丰满"而成为医院的焦点。从今天开始，我要和海鲜、甜食、美酒说拜拜，和健康的生活方式说嗨嗨。

医生点评

1. 在进行肌骨超声检查时，哪些因素可能会影响检查结果的准确性？

（1）脂肪组织和气体：由于超声波的物理特性，超声波对脂肪组织和气体等物质的穿透力较低，常常需要配合手法或利用液体做透声窗。

（2）骨骼病变的评估：由于骨骼位置深、密度大，肌骨超声在评估时敏感性和特异性相对较低。可能导致一些骨骼病变的漏诊或误诊。

（3）探头频率及病人体型：肌骨超声在检查深度和范围上存在一定的局限性。对于体型较大或肌肉层较厚的病人，可能需要使用更低频率的探头或采用其他检查方法来提高准确性。

（4）检查过程中的配合：如果病人在检查过程中过度紧张或移动身体，可能会影响探头的稳定性和图像的清晰度，从而影响检查结果的准确性（图59-1）。

2. 痛风石是什么，肌骨彩超是怎么观察到的？

痛风石通常指痛风病人关节里的尿酸盐结晶。

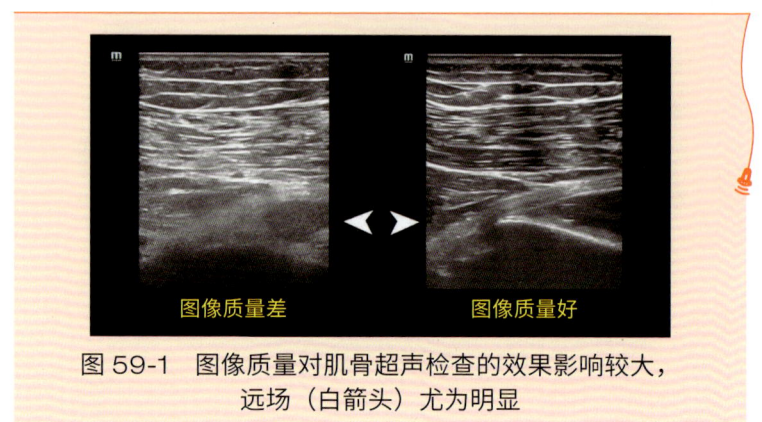

图 59-1　图像质量对肌骨超声检查的效果影响较大，远场（白箭头）尤为明显

人体内的嘌呤代谢异常会引起血尿酸升高，时间一长，过于饱和的尿酸盐就会在血液中析出，形成结晶，并沉积在关节及周围组织内，引起炎症反应，产生剧痛。

在超声下，痛风结晶主要表现为关节腔内"聚集体"、关节软骨"双轨征"和软组织中的"痛风石"等形态。超声不仅能够判断是否处于痛风急性期，还能够观察关节腔内积液或受累滑膜软组织的血流情况，间接评估炎症状态，为痛风的诊断、监测和治疗提供有力支持（图 59-2）。

3. 正常人需要进行肌骨超声检查的体检吗？

肌骨彩超安全、省时、没有辐射，虽然不是体检的常规项目，但如果患有痛风、类风湿性关节炎等会影响关节健康的慢性疾病，或各类肌肉肌腱损伤、急慢性疼痛等，都可以考虑结合定期的肌骨彩超检查明确疾病分期和进展，为临床诊疗提供线索和依据。

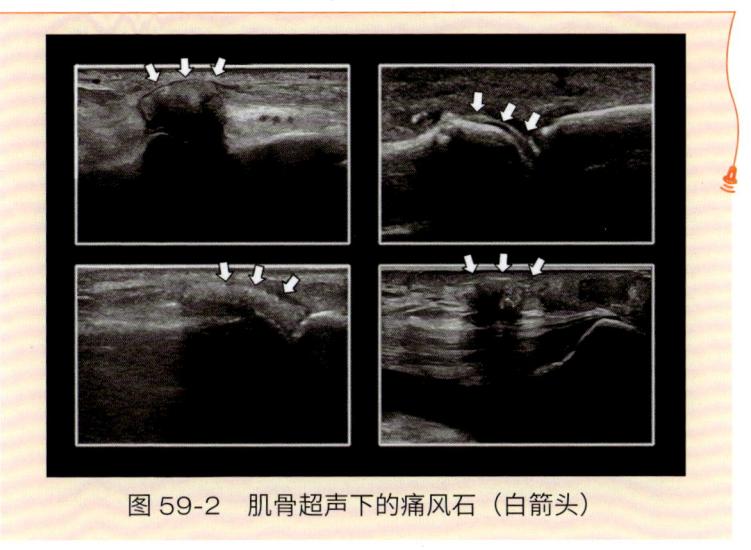

图 59-2　肌骨超声下的痛风石（白箭头）

（撰写：董发进　伍凌鹄；绘图：伍凌鹄）

六十问 从绝望到希望：肌骨超声如何拯救奶呼呼的小胖娃

阿强和小满是邻里公认的模范夫妻，他们的爱情故事一直被邻里传颂。结婚多年，他们一直渴望拥有自己的孩子，但命运似乎总在捉弄他们。

经过无数次的尝试和失败，他们终于在现代医疗技术的帮助下，迎来了他们梦寐以求的小宝贝，一个健康活泼的女婴。他们给她取名为希悦，寓意宝宝为家庭带来的希望和快乐。小希悦也很争气，长得奶呼呼胖墩墩的，跟个年画娃娃一样喜气可爱。

然而，就在希悦满月的那天，他们带着她去医院例行体检时，医生的一句话让这对满怀喜悦的夫妻如坠冰窟。

"孩子的臀纹、腿纹不太对称（图60-1），需要排除髋关节的问题，最好做个肌骨彩超明确诊断。"儿童保健医生

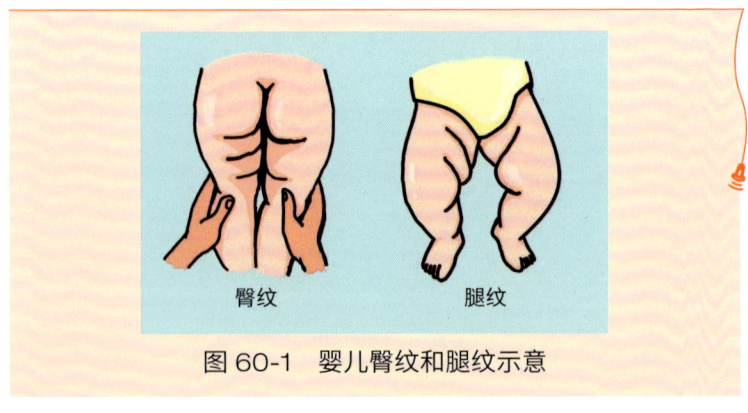

图 60-1 婴儿臀纹和腿纹示意

的话语虽然温和，却如同冬日里的寒风，让阿强和小满的心感到了前所未有的冰冷。

臀腿纹是指婴儿臀部和大小腿的皮肤皱褶。臀腿纹不对称，指婴儿双侧臀腿纹的深浅、长短、位置或数量不同。

怀着忐忑的心情，阿强和小满来到超声科——这个孕期进过多次的"考场"，再次接受检查。

超声医生嘱咐阿强帮助宝宝维持侧躺的姿势（图60-2），屈膝而卧的小希悦看起来那么小那么乖巧，让小满在担忧中忍不住流下了眼泪。

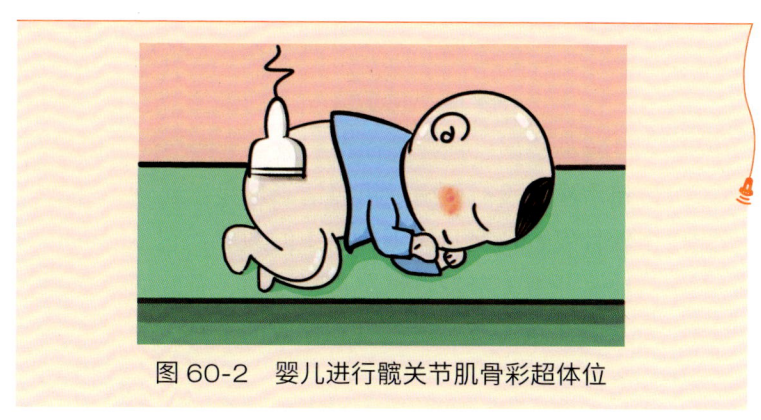

图60-2 婴儿进行髋关节肌骨彩超体位

肌骨超声的操作安静、无创，清楚显示了宝宝股骨头和髋臼的连接关系，通过相关角度测量，超声医生很快明确了诊断——小希悦的髋关节没有问题。

小满轻轻地松了一口气，却还是不放心，既然髋关节没有问题，那小希悦的臀腿纹为什么会不对称呢？

超声医生耐心地为阿强和小满解开了疑惑：造成小希悦

臀腿纹不一致的原因，很可能是因为小婴儿皮肤嫩皱褶多，双腿又比成人短小，加上皮下脂肪堆积不均匀，从而表现为假性臀腿纹不对称，属于正常的生理现象。

而儿童保健医生建议排除的是先天性髋关节脱位，也称髋关节发育不良，属于病理性改变，需要临床干预治疗。患有先天性髋关节脱位的婴儿，在满月前可能没有任何症状或仅有髋关节不稳。孩子百天后，随着脱位程度增加，常出现髋关节外展受限的体征。已学步行走的婴儿则可见跛行或摇摆步态，或者腰前凸增加。如果一直放任不管，成年后髋关节会因长期的不稳定而磨损，出现骨关节炎，晚期甚至发展为股骨头坏死，导致终身残疾，严重影响生活质量。

所以，作为家长，应早早关注孩子的髋关节发育。髋关节发育不良越早检出，治疗越简单有效，远期结局也越好。

肌骨超声检查没有辐射，可以清晰地显示儿童关节的形态结构、软骨发育情况及周围软组织的细节，它不但可以安全、无创地对儿童关节发育情况进行早期、有效的筛查，也可以作为监测儿童关节疾病进展和疗效的工具，为制订合适的治疗方案提供帮助。

（撰写：董发进　伍凌鹄；绘图：伍凌鹄）

六十一问 肌肉痛、关节痛，辅助检查怎么选？

当你感到肌肉痛或者关节痛就医时，医生可能会建议做一些检查，比如肌骨超声、CT、磁共振和肌电图等。这些检查是全部都要做吗？医生到底是如何选择的？这些检查各有什么特点？今天让我们来个大起底！

天生我材必有用，每一个辅助检查都有自己最擅长的部位。

骨骼的密度大，因此其损伤或病变需要借助穿透力强的放射类检查来实现，如X线平片、CT等；软组织成分复杂，磁共振能在不同的序列中有的放矢地显示病变组织，故而成为大部分肌肉肌腱病变的诊断"金标准"。但昂贵的价格和漫长的成像时间，在一定程度上制约了磁共振的普及。肌骨超声以其便捷、无辐射和相对低廉的价格，在一定程度上弥补了磁共振检查的不足。同时，肌骨超声可以观察肌肉关节在活动状态下的情况，对一些如神经卡压、肌腱损伤等的病变有更直观的观察和诊断，可为后续治疗提供宝贵线索。此外，肌电图检查可以观察到神经的异常放电，因此也常用于辅助诊断神经和肌肉的病变（表61-1）。

表 61-1 肌骨病辅助检查推荐指数一览表

辅助检查手段	肌骨超声	CT	磁共振	肌电图
骨骼病变	−	++	+	−
肌肉、肌腱病变	++	−	++	+
神经病变	++	−	+	++

注：++：第一选择；+：可以选择；−：不建议选择。

一、肌骨超声

物理基础：由超声波生成的图像，可以理解为由不同组织对声能吸收或反射的差异形成。就像拍西瓜，不同的西瓜会发出不同的声响（图 61-1）。

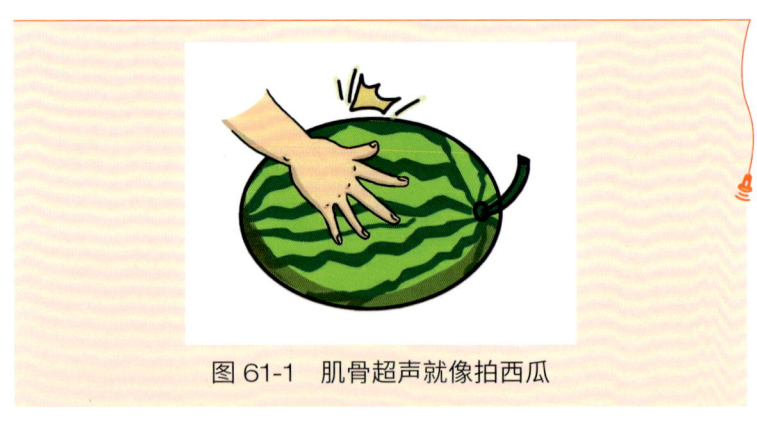

图 61-1 肌骨超声就像拍西瓜

特点：可实时观察关节、肌肉、肌腱、韧带的动作，有经验的医生能一眼找出神经卡压或筋膜增厚处，结合超声引导介入治疗能精准解决疼痛问题。

优点：实时、动态、无创、无辐射，不需要做特殊准备，适用于大部分人群。

缺点：不能提供骨骼结构的详细评估，也无法完全替代磁共振或 X 线、CT 等其他检查手段。

二、CT

物理基础：多切面成像射线，大致可以认为每一层图像由不同组织的密度差异形成。就像切西瓜一样，把西瓜切开，一层层观察（图 61-2）。

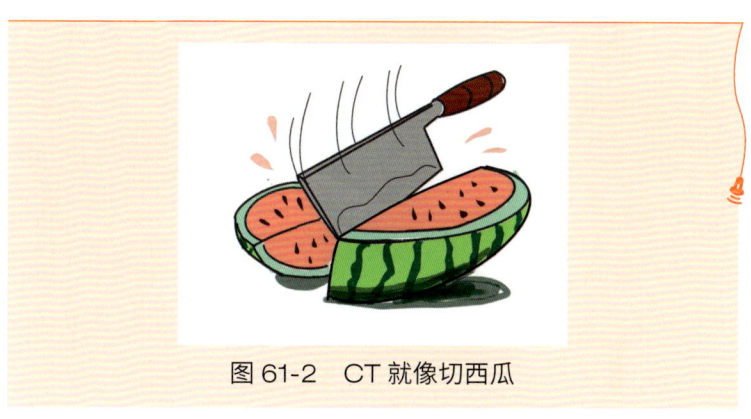

图 61-2　CT 就像切西瓜

特点：密度分辨率高，在骨骼疾病诊断中具有明显优势，能够清晰显示病变细节，尤其适合于细小钙化、液化、坏死等结构的观察。

优点：检查速度快，适合急诊检查，如外伤、脑血管意外等。

缺点：有电离辐射，孕妇或特殊人群不能接受检查。只能显示静态结构。对软组织病变的显示不如磁共振和肌骨超声。

三、磁共振

物理基础：大致可以认为图像由不同组织对磁场的感应差异产生。就像把西瓜摇匀了再观察，到底是瓜瓤旋转得快，还是瓜子旋转得快（图 61-3）。

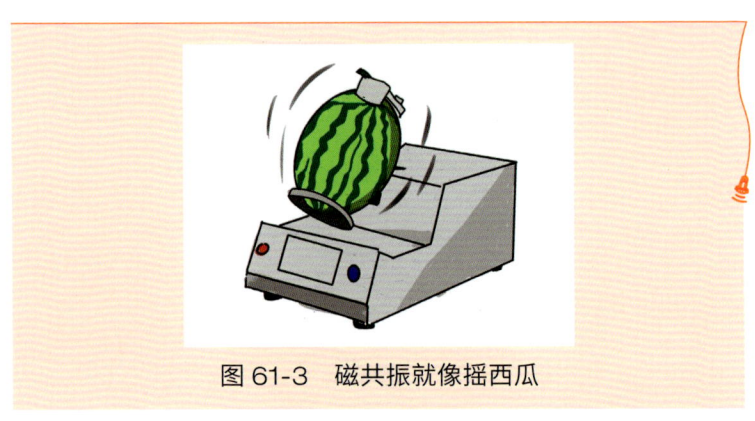

图 61-3　磁共振就像摇西瓜

特点：对软组织和解剖结构的显示有无可替代的优势，尤其在中枢神经系统、关节、肌肉等检查中优于 CT。

优点：无辐射，可多序列、多方向成像，为明确病变性质提供丰富的影像信息。

缺点：昂贵，用时长，对体内含有钢钉钢板的病人是绝对禁忌，对钙化灶和骨骼病灶的显示不如 CT 准确和敏感。

四、肌电图

物理基础：生物电检测，观察神经和肌肉在刺激下的放电情况。就像给西瓜插上两个探针，看看加了电压刺激之后能收到多少电流（图 61-4）。

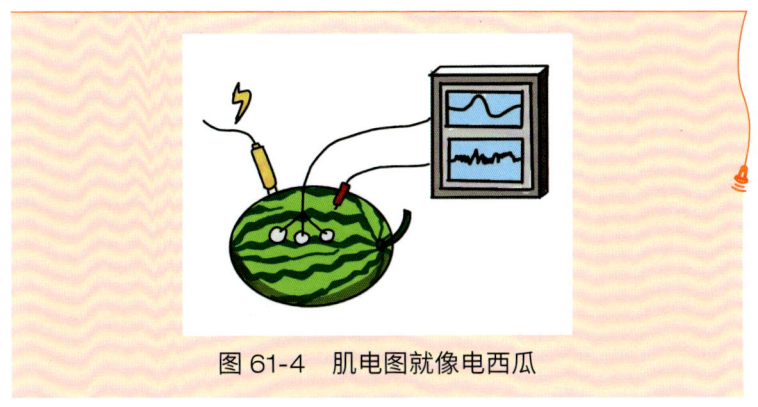

图 61-4 肌电图就像电西瓜

特点：能够检测神经传导速度和肌肉电活动情况，从而判断是否存在神经损伤或肌肉病变。

优点：辅助检测肌肉、神经肌肉接头、周围神经及神经元的功能状态，其他三个检查无法替代。

缺点：一维成像，获得的信息相对单一，分析过程相对复杂。部分检查需要把电针扎入肌肉，并非完全无创。

肌骨超声、CT、磁共振和肌电图各有所长，在诊断肌肉痛和关节痛方面存在一定的联系和互补关系。

比如当肌电图显示神经损伤时，医生会再结合肌骨超声，以便直观地观察神经损伤部位的形态结构变化，以及周围软组织的炎症反应或损伤情况，为制订治疗方案提供依据。

再比如，怀疑疼痛来源于骨肿瘤，病人就可以先行肌骨彩超检查，明确是否存在肿瘤样结构，再进一步做磁共振检查明确病灶深度和范围，进行个性化进阶性检查，避免医疗资源浪费。

总之，医生会根据病人的具体情况和需求，综合考虑各种检查手段的优势和局限性,以制订最合适的检查计划。正确选择和组合这些检查手段,对于提高诊断的准确性和效率至关重要。

(撰写:董发进 伍凌鹄;绘图:伍凌鹄)

肌骨关节篇

六十二问 球场惊魂——肌骨超声如何成为篮球英雄的救星?

体育学院篮球馆内,王教练正带领队员们进行赛季前特训。汗水与激情中,明星球员骏杰腾空跃起完成一记漂亮扣篮——却在落地时踩到湿滑的地板。"咔嚓"一声脆响,整个训练场瞬间安静,只剩下骏杰抱着扭曲的脚踝发出的痛苦呻吟。心急如焚的王教练迅速把骏杰送往医院就诊。

在急诊室,骨科医生通过 X 线检查结果排除了骨折的可能(图 62-1),但为了更准确地了解韧带和关节的状况,医生建议进行磁共振检查。

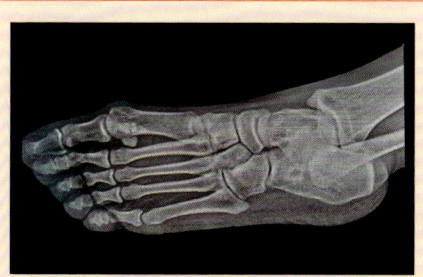

图 62-1　X 线检查评估足部骨损伤情况

这时,骏杰紧张地告诉医生,他有幽闭恐惧症,无法忍受长时间待在狭小空间内接受检查。于是,医生建议骏杰进行肌骨超声检查。

王教练对肌骨超声几乎完全不了解，不免担心地问道："这是什么检查？以前没有听说过？会有辐射吗？对骏杰影响大不大？他是主力队员，不能有任何闪失。"

医生很理解王教练，尽量用简单的语言解释道："我理解你们的焦虑，但是先不用紧张。肌骨超声是基于超声成像技术进行的检查，没有辐射。它的好处首先是实时、动态，可以在病人主动、被动或抗阻运动状态下实时显示关节、骨骼、肌肉及肌腱的形态变化和相互间作用。肌骨超声和磁共振各有优势，但就目前来看，肌骨超声对应骏杰的情况正好合适。"

王教练和骏杰都松了一口气，同意了这个检查方案。

在超声科，医生为骏杰的脚踝进行了细致的检查（图62-2）。随着探头在皮肤上轻轻滑动，屏幕上显示出了清晰的图像，直观地展示了软组织结构，包括肌肉、肌腱、韧带等，为诊断提供了有力支持。

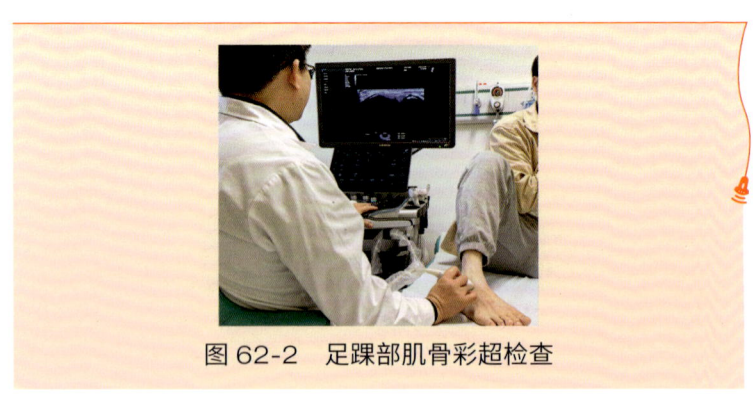

图62-2　足踝部肌骨彩超检查

在体育领域深耕多年的王教练拥有独到的洞察力，他非常清楚运动伤害对运动员职业生涯的重大影响，因此他对肌骨超声检查技术表现出了极大的兴趣。王教练虚心向超声医生请教："肌骨超声应该不止能做运动损伤方面的检查吧？以前很少听说这个检查。"

超声医生笑了笑，对王教练说："是的，肌骨超声最早从20世纪70年代出现，经历了40多年的发展。国内是近年来才开始大范围应用这个检查方法的。除跟腱断裂、肌肉撕裂并血肿形成、肌腱炎及腱鞘炎等急慢性损伤以外，还应用于诊断软骨和骨的病变、风湿免疫及代谢性疾病、周围神经病变等。通过肌骨超声检查，医生可以观察神经的形态、走行以及周围软组织的状况，为诊断和治疗提供有力依据。"

王教练连连点头："就没有辐射这一点，适用性就很强。"

"是的，老人、小孩都能用超声进行检查。"超声医生补充道，"小儿发育性髋关节发育不良的常规筛查基本都靠肌骨超声来完成。中老年病人多见的骨性关节炎、肩周炎等也可以通过肌骨超声进行诊断和评价。超声可以观察一些生长在浅表软组织内的肿瘤，也可以观察皮肤和皮下组织的结构，了解病变的性质和范围。"

随着医生的话音落下，检查也结束了。肌骨超声结果显示，骏杰的右前距腓韧带部分撕裂，但幸运的是，没有完全断裂。骏杰后续可以通过科学的康复计划进行恢复。

王教练和骏杰对肌骨超声的准确性和便捷性印象深刻。他们感谢医生的专业建议，并对这项技术在体育医学中的应用前景感到兴奋。王教练感叹：有了肌骨超声的保驾护航，我和我的学生们在未来的训练和比赛中将会得到更好的保护！

（撰写：董发进　伍凌鹄）

六十三问 肌骨超声如何帮助医生监测骨折愈合过程?

某著名篮球明星曾因应力性左脚舟骨骨折错过了大部分比赛。但在赛季末他奇迹般复出,创造了季后赛得分记录,他的成功不仅归功于自身的天赋能力,也离不开严格的康复计划及精准的医学监测。

常言道"伤筋动骨一百天",骨折不仅是对身体的伤害,更对生活质量造成深远影响。骨折愈合的质量,直接决定了恢复后的功能状况和未来的运动能力,尤其是对于运动员和高强度劳动者。

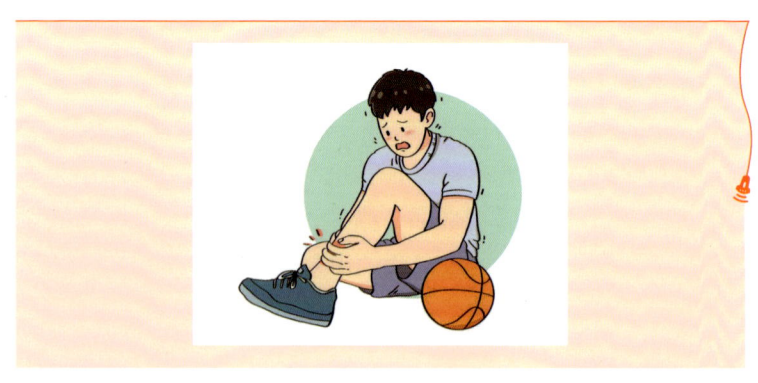

所有的骨折病人心愿都很一致,那就是快点好起来。时间会修复一切,可谁能保证修复愈合过程中没有任何意外呢,那我们又是通过什么途径监测呢?在过去,我们可能需要反

复的X线检查,既有辐射风险,又无法动态实时监测。而今天,随着肌骨超声技术的普及,我们有了更安全、更高效的选择。这项技术就像一位"骨骼侦探",实时捕捉骨折愈合的每一个细节,为病人和医生提供双重保障。正因如此,骨折愈合监测的重要性愈发凸显,它不仅关乎病人的康复情况,也反映了现代医学对骨折治疗的全新理解。

一、骨折愈合分期可以分为3个阶段

(1)血肿机化期:骨折部位会形成血肿,并伴随炎症反应。

(2)骨痂形成期:血肿逐渐被吸收,开始生成骨痂并软骨化。

(3)骨痂重塑期:骨痂逐渐硬化,骨结构恢复,功能重建完成。

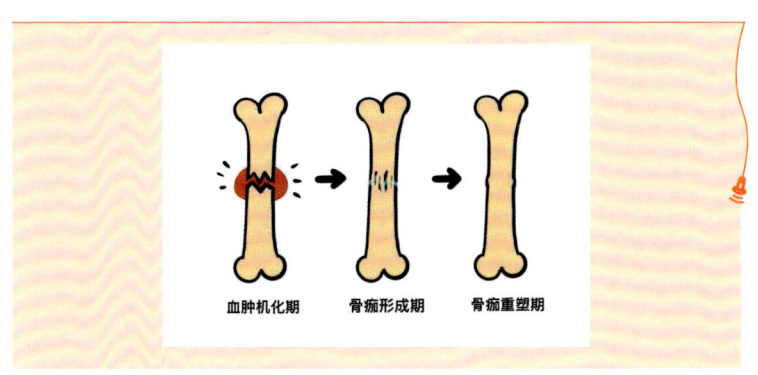

二、肌骨超声检查原理

超声检查简言之就是机械波通过探头进入到人体内,因为不同组织的声阻抗不同，会产生不同的反射，通过对这些反射信号的处理，我们就可以在屏幕上看见器官组织了。肌骨超声就是一种使用高频超声来观察骨骼、关节和软组织（韧带、神经、肌腱等）的无创检查方法。

三、肌骨超声哪里好

因为超声并无电离辐射，所以整个检查过程很安全，还可以长期应用，亦适合儿童、孕妇这些特殊人群。肌骨超声可以清晰地显示肌肉、韧带和神经等结构，比 X 线检查更能发现微小损伤。并且可以实时动态观察病变组织，以及关节或肌肉的动态活动。

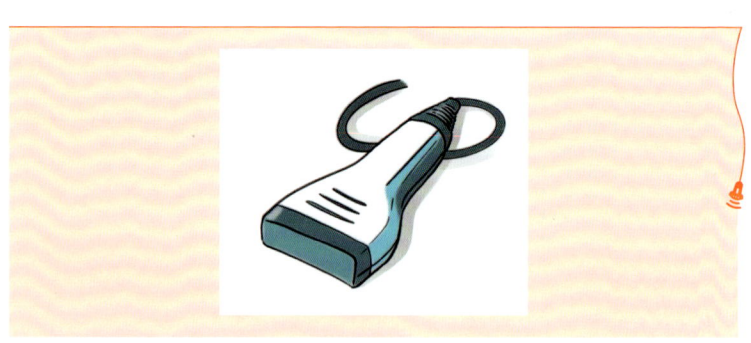

四、肌骨超声在骨折愈合监测中的具体应用

根据骨折愈合的不同阶段，肌骨超声可以看到不同的图像。血肿机化期可以清晰显示骨折部位周围的血肿、软组织损伤及关节积液情况。在骨折愈合过程中，超声能识别骨痂（新生骨组织）的出现和增生情况。利用彩超可以评估骨痂

和周围组织的血供状态。骨痂的形成是骨折愈合的重要标志,超声可以动态观察其厚度和形态。此外,超声还能动态捕捉骨折端是否有异常活动,如骨端分离或骨痂不足,从而及时调整治疗方案。

骨折修复就如同房子打地基,每一步都很重要又很基础,这是漫长的"建筑工程"。在建造过程中,每一次进展都需要被精准记录,每一个隐患都必须被及时发现。肌骨超声,就像一位忠诚的"现场监理员",用它的"火眼金睛"捕捉所有细微变化,为医生提供科学依据,为病人送上心理安慰,全程为修复过程保驾护航。

(撰写:卢漫 陈佳佳 胡紫玥;绘图:陈佳佳)

六十四问 肌骨超声能否发现软骨损伤?

"补软骨,护关节,增加骨密度。愿你关节好,多去走世界!"不知道你是否听过类似的广告词。

想象一下,你的关节就像一个忙碌的工厂,软骨是工厂里的"润滑师",默默承担着减震、缓冲和减少摩擦的重任,让我们的身体灵活转动。如果某天它受伤了,关节就会开始"罢工"!不仅会让你的关节发出"嘎吱嘎吱"的抗议声,还可能大大影响日常生活。那么,软骨在我们身体中到底扮演什么角色?又有什么现代技术能够帮助我们"透视"软骨发现其问题呢?

传统上,磁共振检查是检测软骨损伤的"金标准",但其检查费用昂贵且耗时较长。如今,肌骨超声作为一种新兴工具,能否成为一种更为简便的检查方式呢?我们带你一探究竟。

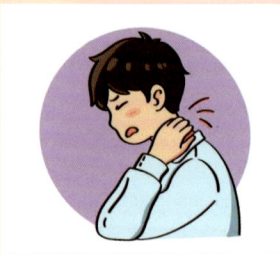

一、软骨损伤的常见原因

软骨就像关节的"润滑师",它一旦受伤,问题可大了。常见的软骨损伤原因包括以下几种。

(1)玩闹或运动中的直接冲击、摔倒。
(2)随着年龄增长,软骨退化。
(3)频繁、高强度活动引发软骨磨损。
(4)跑步、跳跃等剧烈运动造成的软骨负荷过大。
(5)先天性软骨发育不良或遗传性关节病。
(6)类风湿性关节炎等疾病引发软骨破坏。

二、超声如何"看到"软骨?

这时可能会有人提出疑问:"超声医生总说他们看不了骨头,那怎么能看到软骨呢?"超声成像就是利用超声的反射属性,超声波进入身体后,由于不同组织的密度和结构差异,会产生不同的反射信号。软骨组织中含有60%~80%的水分,这使得它在超声图像中呈现低回声,与周围的骨骼、肌肉等组织形成对比,便于检测。健康软骨表面光滑,超声不仅能显示软骨的形态和厚度,还可以帮助医生发现软骨表面的损伤(图64-1)。

三、肌骨超声如何检测软骨损伤

当软骨受损时,其表面可能会出现不平整或粗糙的区域。在超声检查中,这些区域的回声会呈现出不均匀的改变。若软骨出现裂缝或缺损,超声图像会捕捉到异常的低回声区,这表明软骨部分可能已经发生了"断裂"或缺失。另外,肌骨超声还能观察到软骨损伤伴随的其他病理变化,如滑膜炎、关节积液等。

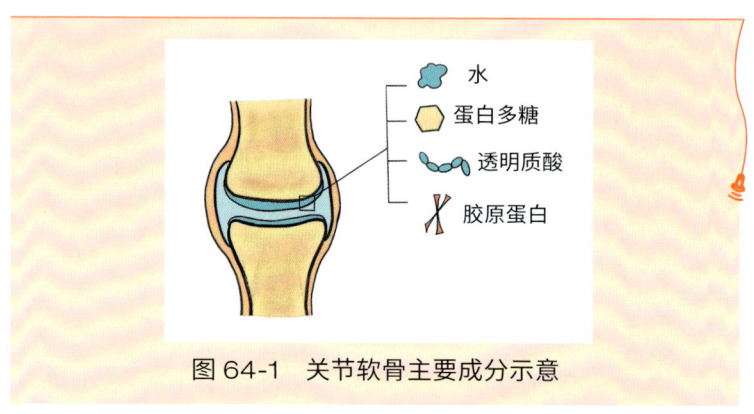

图 64-1 关节软骨主要成分示意

四、肌骨超声在软骨损伤检测中的优势与局限

肌骨超声是一种无创的检查方法,简便快捷。医生可实时动态观察软骨的情况,评估软骨的变化,发现关节运动中的问题。相对于磁共振检查,肌骨超声在检查表浅关节(如膝、踝、肘等)病变中具有较高的适用性,且价格低廉。而其局限是对深层软骨的成像效果较差,对于细微损伤不够精准,检查结果比较依赖操作者经验。

你走的每一步,你跳跃的每一下,都离不开软骨的保护。关节的舒畅,则生活恣意!让肌骨超声做你的"软骨侦探",查清问题,让你走得更远,跳得更高!

(撰写:卢漫 陈佳佳 胡紫玥;绘图:陈佳佳)

肌骨关节篇

六十五问 肌骨超声在运动员损伤评估中的作用

> 运动会是一个充满活力与激情的舞台，每一场比赛的每一个瞬间，都全方位地展现着体育精神的光芒。不论是径赛还是田赛，每一位运动员都挑战着自己身体的极限，用汗水书写着拼搏的篇章，但是在体育竞技以及锻炼的过程中总是不可避免地出现运动损伤。

那什么是运动损伤呢？有什么办法可以快速判断运动损伤和指导康复呢？

一、什么是运动损伤？

运动损伤是指运动过程中发生的各种损伤，多见于肌肉肌腱的挫伤、撕裂、断裂、关节脱位、半脱位、骨折及神经损伤，如崴脚、跳跃膝、网球肘、网球腿等。崴脚是日常生活中和运动员中常见的损伤，尤其是在篮球和足球运动员中。崴脚时最容易受伤的韧带之一就是距腓前韧带。此外，我们经常看到运动员在奔跑或跳跃时因小腿剧痛而突然停止运动，这通常是由于膝关节突然伸直导致小腿肌肉过度牵拉而引起的损伤。这种损伤在网球运动员中尤为常见，因此被称为"网球腿"。在运动员高强度的运动中，肩关节也是极易损伤的一个部位。

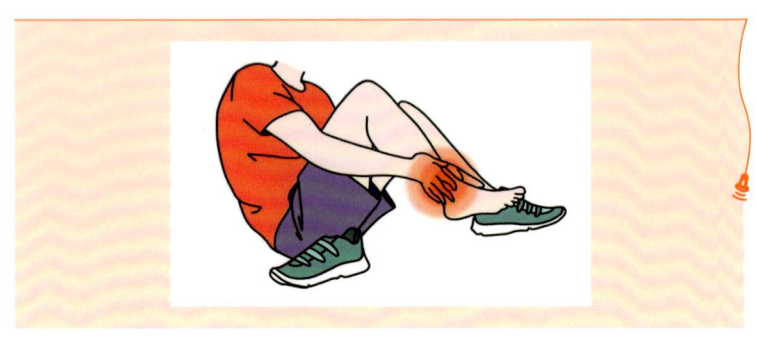

二、有什么办法可以快速判断运动损伤呢?

肌骨超声是一种非侵入的显示肌肉骨骼的超声技术,它在运动员损伤评估中扮演着重要角色。它能够提供实时的动态图像,帮助医生观察肌肉、肌腱、韧带和关节等软组织的结构和功能。通过肌骨超声检查,医生可以快速判断运动损伤的类型,评估运动损伤程度,确定损伤的具体位置,以及监测损伤的恢复过程。如我们前面所提到的崴脚,肌骨超声可以清晰地显示踝部韧带(图65-1),还可以评估损伤的严

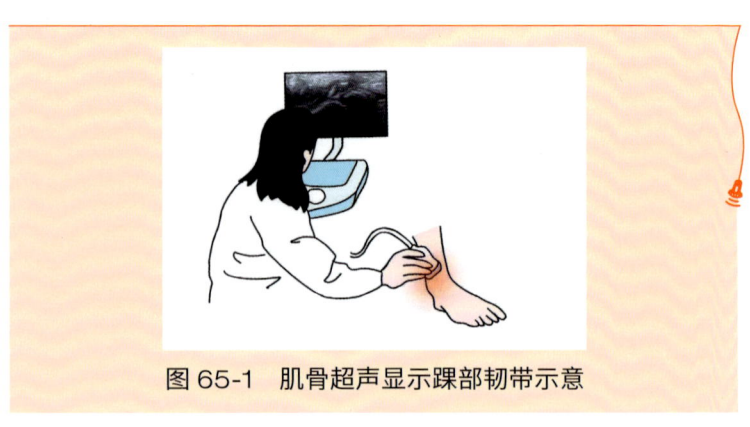

图 65-1　肌骨超声显示踝部韧带示意

重程度、关节内有无出血、周围有无撕脱骨折等。对于肩袖损伤，超声还可评估肩袖损伤的位置、程度，肌腱炎是否在活动期，是否有钙化形成，是否合并肌腱的撕裂。

三、有什么办法可以指导运动损伤康复呢？

肌骨超声在快速判断运动损伤的类型、位置及严重程度后，还可以根据具体情况引导注射治疗，如类固醇注射或润滑剂注射，以减轻疼痛和促进愈合。基于肌骨超声检查的结果，医生可以为每位病人制订个性化的康复方案。根据损伤类型、程度和部位的不同，调整康复训练的强度、频率和方式，以最大限度地促进受损组织的恢复和功能重建。另外在康复治疗过程中，肌骨超声可以实时监测受损组织的修复情况和康复进展。医生可以通过比对连续的超声图像，评估治疗效果，及时调整康复方案，确保康复进程的有效性和安全性。

总之，肌骨超声在运动损伤评估及指导康复方面有重要作用，且其便捷、无辐射、性价比高，逐渐成为评估运动员损伤的首选工具之一。

（撰写：卢漫　李小双　王璐；绘图：庄敏）

六十六问 超声如何帮助诊断儿童骨骺发育异常?

8岁的小明是班级里最矮的孩子,每次排队都站在最前面。小明的妈妈发现,尽管他吃得不少,但身高似乎一直没怎么长。看着其他孩子一个个超过小明,妈妈心里有些着急。她带着小明去医院,医生建议做彩超检查,看看小明的骨骺发育情况。那么,超声如何帮助诊断儿童骨骺是否发育异常呢?

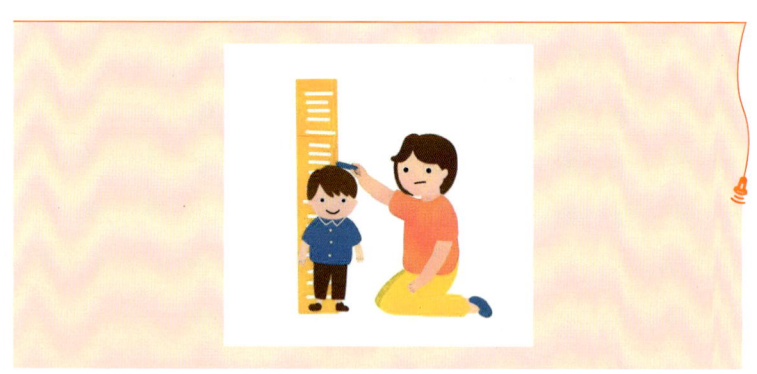

一、什么是骨骺发育异常呢?

孩子的成长就像一棵茁壮生长的小树,而骨骺则是这棵小树生长的关键部位。骨骺位于长骨的两端,是儿童骨骼生长的核心区域,负责骨骼的纵向生长。如果骨骺发育出现异常,可能会影响孩子的身高增长和骨骼形态,甚至导致骨骼畸形或功能障碍。

通过超声检查，医生可以直观地观察骨骺的形态、结构和生长情况，从而判断是否存在发育异常，并为后续治疗提供重要依据。

二、超声如何诊断儿童骨骺发育异常呢？

在儿童骨骼发育过程中，随着骨骺的不断生长和成熟，其内部结构和周围组织的声学特性也会发生相应的变化。通过对这些回声信号的收集和分析，医生可以了解骨骺的形态、结构以及与周围组织的关系等信息，从而判断骨骺的发育是否正常。

三、超声在诊断儿童骨骺发育异常方面的具体应用

（1）检测骨骺形态结构异常：正常情况下，骨骺的形态和结构是相对规则的。如果骨骺出现发育异常，在超声图像上可能会表现为骨骺的大小、形状发生改变，比如骨骺变小、变大、变形，或者骨骺的轮廓变得不清晰、不规整等。例如，某些先天性骨骼发育异常疾病，如软骨发育不全症，超声检查可以发现骨骺的形态与正常儿童存在明显差异，为医生的诊断提供重要依据。

（2）观察骨骺周围组织变化：骨骺周围的软组织、血管等与骨骺的发育密切相关。超声可以检测骨骺周围软组织是否存在肿胀、积液等异常情况，以及周围血管的血流情况。如果骨骺周围软组织出现肿胀，可能提示存在炎症或损伤；而血管血流异常则可能影响骨骺的血液供应，进而影响其正

常发育。例如,在儿童外伤性骨骺损伤中,超声检查不仅可以观察到骨骺的损伤情况,还可以评估周围软组织的损伤程度和血管的血流变化。

(3)评估骨骺生长板状况、测量儿童骨龄:骨骺生长板是儿童骨骼生长的关键部位,其正常的生长和发育对于儿童的身高增长至关重要。超声可以清晰地显示骨骺生长板的厚度、连续性等情况。如果生长板出现异常,超声图像上可能会表现为生长板的厚度变薄或增厚、生长板的连续性中断等。超声还可以通过测量各骨的骨骺及骨化中心的最大径,计算骨化中心最大径与骨骺最大径之比,即骨化率,以此来推断儿童骨龄。骨化比的比值越大,表示骨骼越成熟,从而体现儿童骨龄(图 66-1)。

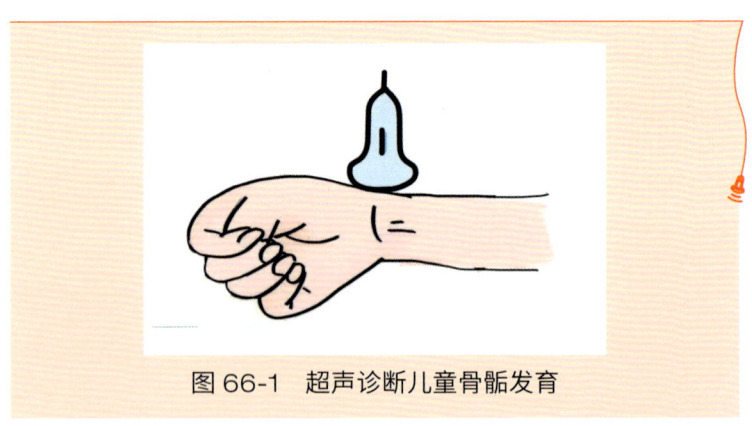

图 66-1 超声诊断儿童骨骺发育

(4)动态监测骨骺发育过程:动态检测儿童骨龄情况,超声检查具有无创、可重复性强的优点,这使得它非常适合对儿童骨骺发育进行动态监测。医生可以在不同的时间点对儿童进行超声检查,对比观察骨骺的发育情况,了解其生长速度和变化趋势。通过这种动态监测,能够及时发现骨骺发育过程中的异常变化,评估治疗效果,为调整治疗方案提供依据。

四、超声在诊断儿童骨骺发育异常方面的优势

(1)安全无辐射:与X线、CT等检查方法相比,超声检查不产生电离辐射,对儿童的身体没有伤害,特别适合需要多次检查或长期随访的儿童病人。

(2)操作简便:超声检查操作相对简单,不需要特殊的准备工作,检查过程中对儿童的配合度要求也相对较低,可以在较短的时间内完成检查。

(3)价格相对低廉:超声检查的费用相对较低,能够减轻病人的经济负担,同时便于在基层医疗机构推广应用。

骨骺的健康发育是孩子成长之路的重要基石。超声检查不仅可以帮助医生准确地判断骨骺的发育情况,还能够为疾病的早期诊断、治疗方案的制订及治疗效果的评估提供重要的依据,守护孩子们的健康,帮助孩子们健康成长为茁壮的大树。

(撰写:卢漫 陈燕 魏婷;绘图:陈燕)

六十七问 肌骨超声在神经卡压综合征诊断中的优势

> 小李是个"程序猿",每天都跟电脑、鼠标打交道,年纪轻轻,身体倍儿棒,没哪里不舒服。但是近十天以来右手腕前部出现疼痛和麻木,且逐渐加重,到医院就诊,经超声检查显示正中神经在腕管内受到压迫,提示"腕管综合征"。

一、什么是腕管综合征呢?

腕管综合征,俗称"鼠标手"(图 67-1),是正中神经在腕管内遭到挤压而引起的一种周围神经卡压综合征。主要症状表现为腕前部疼痛及手部麻木无力,常见于正中神经分布的拇指、示指、中指区域。疾病高发职业主要是需要进行高强度和高频率腕部活动的工作领域,如流水线手工作业工

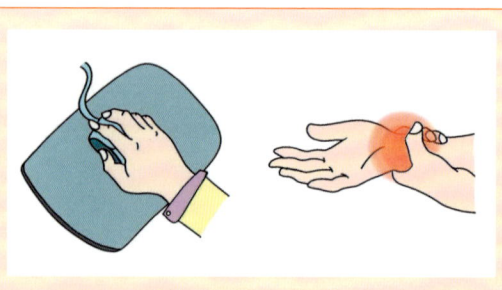

图 67-1 腕管综合征,俗称"鼠标手"

人、厨工、画家、音乐家、机动车驾驶人员、挤奶工及长期使用电脑者等。

二、什么是神经卡压综合征呢？

神经卡压综合征是指周围神经受到周围组织的压迫，而引起疼痛、感觉障碍、运动障碍及电生理学改变的一种疾病，属骨–纤维管、室压迫综合征之一（图67-2）。通常与结构异常有关，如压迫和移位；有典型的临床表现，可能始于感觉异常和远端麻木，随着时间的推移发展为肌肉无力和肌肉萎缩，这取决于后期轴突损伤的程度。

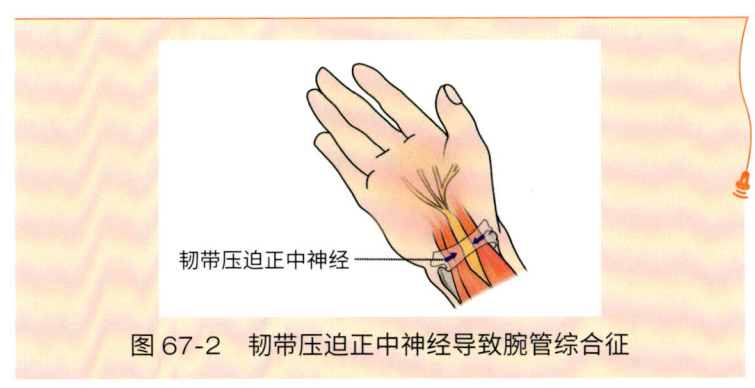

图67-2　韧带压迫正中神经导致腕管综合征

三、肌骨超声在神经卡压综合征诊断中的优势是什么呢？

肌骨超声在定义和评估神经卡压的水平方面有至关重要的作用。可用于准确地判断神经卡压的类型及严重程度。肌骨超声的优势在于其能够进行实时、动态的扫描，同时可以从多个角度进行观察，并且可以进行双侧对比扫查。这种多维度的检查方法使得诊断结果更为精确和全面。

此外，肌骨超声还具有显著的安全优势。作为一种无创的检查手段，它不会对病人的身体造成任何损伤，也不会产生电离辐射，因此对病人来说是完全安全的。这一特性使得肌骨超声适用于所有病人，无论是儿童、成人，还是老年人，都可以毫无顾虑地接受检查。而且，由于其无创性和无辐射性，这种检查方法可以多次重复进行，以便于医生跟踪病情的变化和治疗效果，从而为病人提供更为持续和全面的医疗服务。

超声技术不仅在诊断神经卡压方面显示出其独特的优势，而且在神经卡压的治疗过程中也展现了显著的潜力。具体来说，在超声引导下进行神经卡压的松解或阻滞治疗时，医生能够在不损伤周围的重要血管和神经的情况下，有效地缓解病人的症状（图67-3）。这种治疗方法能够精确地定位病变部位，确保治疗的安全性，显著降低并发症发生率，从而提高整体疗效。

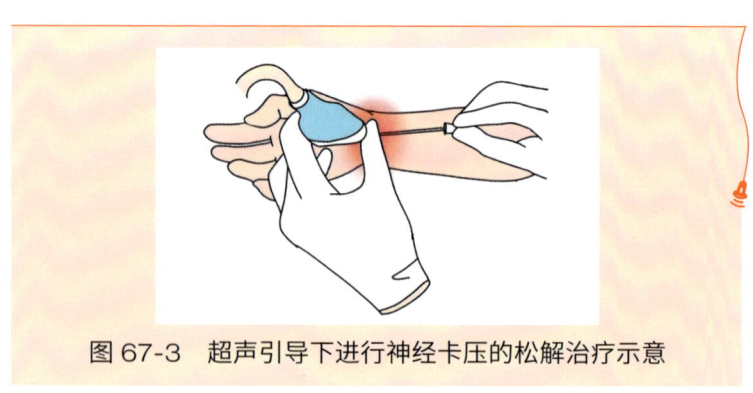

图 67-3 超声引导下进行神经卡压的松解治疗示意

（撰写：卢漫　李小双　王璐；绘图：庄敏）

肌骨关节篇

六十八问 肌骨超声如何辅助制订康复治疗方案?

王大妈最近因左侧肩关节疼痛来到康复科就诊,可是令王大妈疑惑的是医生没有立即治疗,却先让她做了个肌骨超声检查,肌骨超声这个检查是看什么呢?究竟有没有用呢?

在康复之旅中,肌骨超声如同一面"魔法镜",在康复治疗中扮演着至关重要的角色,不仅可以精准诊断,还为康复治疗方案的制订带来了"魔力"。让我们一起探索肌骨超声如何在康复治疗中发挥神奇作用。

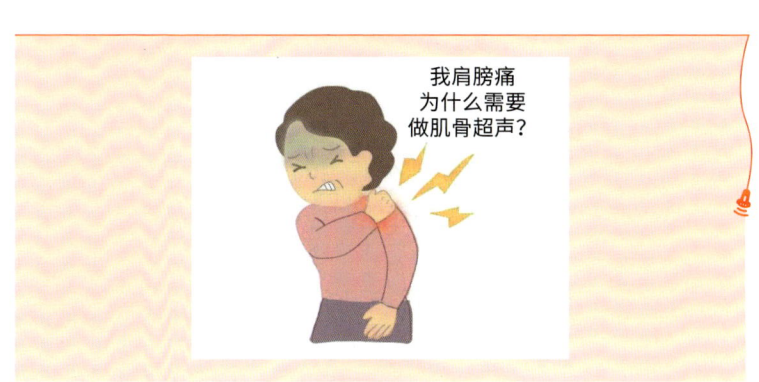

肌骨超声是康复科医生的"眼睛"。

(1)精准诊断与评估:肌骨超声能够详细显示受损的肌腱、韧带、关节囊等结构,帮助医生确定损伤的程度和具体位置,从而制订更精确的治疗计划。

(2)超声引导下的药物注射:在超声引导下,医生可以精确地将药物注射到痛点或病变区域,这不仅提高了药物的效果,还减少了并发症的风险(图68-1)。例如,肌肉痉挛的治疗常使用肉毒素注射,而超声引导可以确保药物精确到达目标肌肉。

(3)物理治疗过程中的实时监控:在物理治疗过程中,如肌肉激活或拉伸训练,超声可以实时监控肌肉的反应,帮助治疗师调整训练强度和方法,确保治疗的有效性和安全性。

(4)治疗效果的监测与调整:通过定期的超声复查,医生可以监测治疗效果,及时调整治疗方案。这种基于实时影像的反馈机制,使得康复治疗更加科学和高效。

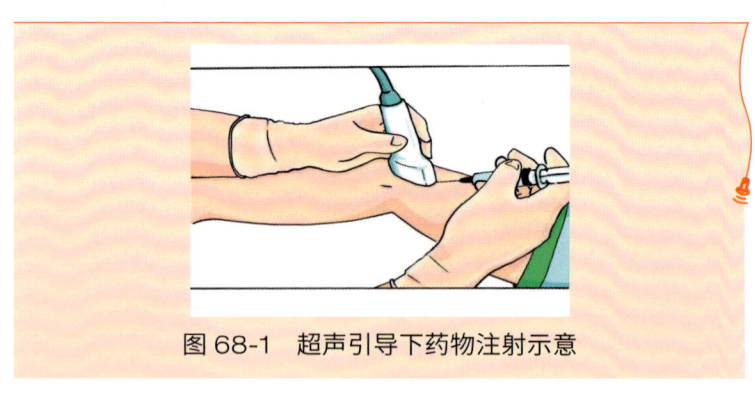

图68-1 超声引导下药物注射示意

总之,肌骨超声能清晰显示软组织结构、发现疼痛的具体部位和原因,施展精准的超声引导下注射治疗等"魔法",缓解病人的疼痛,提高康复治疗的效果和病人的满意度。

(撰写:卢漫 陈燕 魏婷;绘图:陈燕)

肌骨关节篇

六十九问 超声能检测关节软骨吗？

93岁的张阿姨酷爱登山，作为"老奶奶登山队"的领头人物，她挑战过大大小小的山峰，几乎"每座山都有她的足迹"。可最近，张阿姨发现膝盖"遭不住"了，"啥情况呢？难道真要服老？赶紧去医院看看！"她一边揉膝盖一边感叹道。

与张阿姨一样感到关节不适的，还有25岁的小程，这个热爱"撸铁"的年轻人最近肩膀疼得厉害，"别是练废了吧！"小程无奈地摇头。

无论是张阿姨的膝盖还是小程的肩膀，他们的问题可能都指向一个隐秘又重要的身体部位——关节软骨。想象一下，不管是去健身房挥洒汗水，还是迈开步伐去征服一座山。你走的每一步，举的每一块铁，你的关节都在默默承受压力。

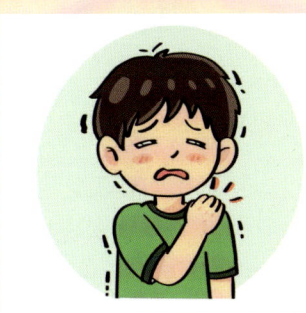

223

然而，软骨损伤早期往往难以察觉，只有通过现代医学手段才能发现蛛丝马迹。那么，超声能否成为发现软骨问题的"侦探"呢？

一、健康软骨的超声表现

健康的关节软骨在超声图像中呈现为均匀的低回声区域，由于软骨含有大量水分（约60%～80%），因此在超声图像上表现为较暗的区域，与周围的骨骼和肌肉组织形成鲜明的对比。健康的软骨表面光滑，形态规则，且与下方的骨面有清晰的界限，这使得医生能够较容易地观察到软骨的厚度和表面状态。

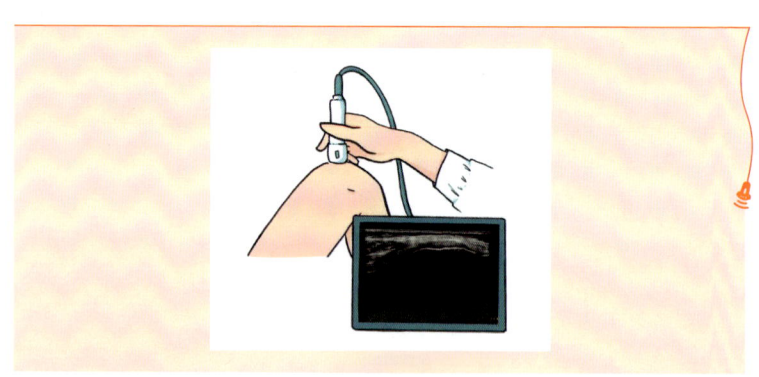

二、超声在关节软骨疾病中的应用

（1）骨关节炎：是一种以软骨退化为主要病变的关节病，还可能伴随骨赘形成及关节周围炎症反应。张阿姨的膝盖问题可能就是骨关节炎的早期信号。通过超声，可以观察到膝关节软骨厚度变薄、表面粗糙、无缺损，还可以看到关节边缘的骨赘,可能伴随滑膜炎(滑膜增厚≥2 mm、血流信号增加)或关节积液、关节间隙变窄等,为关节炎的早期诊断提供重要依据。

(2)软骨损伤(如运动创伤):小程的肩膀疼痛可能与长期高强度训练有关,甚至可能出现软骨撕裂或缺损。超声能够清楚显示软骨裂缝、回声中断或低回声区域,同时发现关节腔是否有炎症或积液,对于运动损伤,超声是一种快捷而有效的检查手段,尤其对于早期微小的软骨损伤,CT和X线片可能无法显示清楚。

(3)类风湿性关节炎:不仅会破坏软骨,还会引起滑膜增生、关节积液等病变。通过这些影像表现,医生不仅可以诊断类风湿性关节炎的早期病变,还能实时评估病人的病情进展以及治疗效果,为病人制订更合理的治疗方案。

(4)髌骨软化症:一些年轻人,尤其是跑步爱好者和登山爱好者,可能因过度活动导致髌骨软化症。超声能够直观地显示髌骨下方软骨的状态,及时发现软骨软化或微小裂纹。

三、超声在软骨疾病中的前景与研究进展

随着科技进步,尤其是高分辨率超声设备的发展,超声在软骨疾病中的诊断能力不断提升。研究表明,超声不仅能有效发现早期软骨损伤,还能帮助检测关节退化、运动损伤等问题。与传统的X线和磁共振相比,超声检查更便捷、价格更低,成为一种日益重要的检查手段。此外,3D超声技术是超声医学领域的创新技术,通过三维成像,医生可以更

全面地观察软骨的厚度、形态及表面特征。

　　健康的关节是我们享受每一步、每一次跳跃的基础。超声正是这场软骨健康守护战中的一位隐形英雄,帮助你早早发现问题,让你走得更远,跳得更高!

（撰写:卢漫　庄敏　胡紫玥;绘图:陈佳佳）

肌骨关节篇

七十问 有痛风性关节炎不用怕,超声检测为你"精准把脉"

啤酒烧烤小龙虾,空调凉席大西瓜……

龙虾配啤酒,不是很贵,但很对胃口……

龙虾在手,天下我有!

没有什么是一盘小龙虾解决不了的,如果有,那就再来一盘小龙虾。

——在炎炎夏日,喝着冰镇啤酒,吃着不同口味的小龙虾,那是多么惬意啊!

这样舒适的生活就是赵先生的日常。直到一个夏日的晚上,赵先生的美梦被脚趾一阵的钻心剧痛惊醒,便再也无法入眠。

第二天,他忍着疼痛一瘸一拐地来到医院,医生询问了赵先生的病史和症状,怀疑是痛风发作,开了肾功能和肌骨超声检查单让赵先生去检查。赵先生心里直犯嘀咕,查血就行了,为什么还要做超声呢?

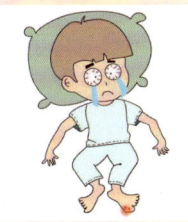

227

一、什么是痛风性关节炎？

痛风性关节炎是一种常见的代谢性疾病，以高尿酸血症为基础，由于尿酸盐结晶在关节及其周围软组织中沉积，引发关节疼痛和炎症（图70-1）。

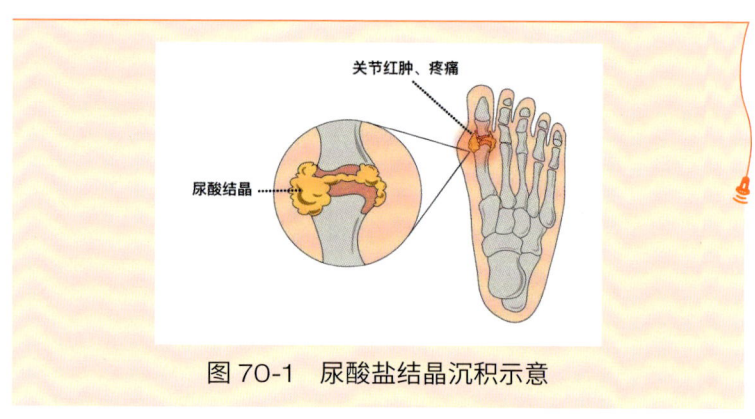

图70-1 尿酸盐结晶沉积示意

医生告诉赵先生，诊断痛风性关节炎最可靠的方法是抽取关节腔积液或痛风结节内容物。在显微镜下发现尿酸盐晶体，此种方法虽然可靠，但属有创性。肌骨超声检查不仅无创，最重要的是可通过超声特征性表现判断痛风性关节炎的活动性、评估治疗效果，据此可协助临床选择治疗方案及评估疗效。

结果确实如医生诊断，赵先生的血尿酸虽然只是轻度增高，但是肌骨超声清晰检测到了大脚趾，也就是第一跖趾关节存在特征性晶体沉积物。

二、什么是特征性晶体沉积物，肌骨超声检测痛风性关节炎还有哪些特征性的表现呢？

（1）尿酸盐结晶的检测：尿酸盐结晶是痛风性关节炎的特征性表现，超声可以检测到关节腔和滑膜内的点状或粗粒状强回声，这是尿酸盐结晶的典型表现。

（2）滑膜炎的检测：滑膜炎是痛风性关节炎的常见表现，超声可以清晰地显示滑膜的厚度和血流情况。在急性期，滑膜通常增厚并伴有丰富的血流信号。

（3）关节腔积液的检测：超声能够敏感地检测到关节腔内的积液，表现为关节间隙增宽的无回声区。急性期病人常有关节腔积液，而慢性期积液较少。

（4）痛风石的检测：痛风石是尿酸盐结晶长期沉积形成的团块状物，超声可以显示为不均质低回声区内单枚或多枚强回声光团。

（5）骨质破坏的检测：长期反复发作的痛风性关节炎可导致骨质破坏，超声可以显示骨皮质边缘毛糙不整或连续性中断。

三、什么情况需要进行痛风超声检查？

（1）疑似痛风病变：在出现关节疼痛、肿胀和红斑等症状时，可以考虑进行痛风超声检查，确认病变是否与痛风相关。

（2）痛风治疗监测：对于已确诊为痛风的病人，肌骨超声检查可以用来评估病变的严重程度、监测治疗效果。

四、超声检测在痛风性关节炎有哪些优势？

（1）高分辨率：超声对软组织具有很高的分辨率，能够清晰地显示关节及其周围结构的细节。

（2）实时成像：超声可以实时动态地观察关节的变化，有助于评估病情的活动性和治疗效果。

（3）无创性：超声检测无须注射造影剂，无辐射，对病人无创伤。

（4）便捷性：超声检查设备小巧，便于移动，可以在床旁或门诊进行。

（5）经济性：相对于 CT 和磁共振，超声检查的费用较低，更易于普及。

总之，超声检测作为一种精准、无创的诊断方法，在痛风性关节炎的诊断和病情监测中发挥了重要作用。它不仅能够提供详细的关节病变信息，还能够帮助医生制订更有效的治疗方案。未来，随着超声技术的不断发展，其在痛风性关节炎中的应用将更加广泛和深入。

（撰写：卢漫　韩文艳　王玫；绘图：庄敏）

七十一问 腕管综合征病人可以用超声进行临床诊疗吗?

> 武汉一女子吃烧烤时徒手拿着滚烫的铁签,丝毫没有痛感。她以为自己获得了"特异功能",可当她看到自己手指皮肤发黑时,赶快到医院检查,结果被诊断为腕管综合征。那么什么是腕管综合征呢?我们怎么发现腕管综合征呢?这就要从腕管的解剖结构说起了。

腕管位于手腕的掌侧,是由浅面的屈肌支持带和深面的腕骨沟围成的一个管状结构,其内有4根指浅屈肌腱、4根指深屈肌腱、1根拇长屈肌腱和1根正中神经,正中神经在腕管内走行于屈肌支持带与9根屈肌腱之间,简单来说,腕管就像一个钢管,里面放了两排竹筷(屈肌腱),在钢管前壁(屈肌支持带)与竹筷之间夹了一根塑料管(正中神经)。大家想象一下,钢管的大小是固定的,如果钢管前壁增厚或者竹筷增粗,那么这根塑料管会不会被压扁呢?答案当然是肯定的。

当外伤、炎症、劳损等因素导致屈肌支持带增厚、指屈肌腱炎、腱鞘囊肿等腕部病变时,正中神经在腕管内就会受到挤压而变扁、变细,这时我们会感觉到手掌面拇指、示指及中指桡侧疼痛、麻木、无力,晚期可有大鱼际肌萎缩、拇指对掌功能受限,这就是腕管综合征。调查发现鼠标是最常见的"腕管杀手"(图71-1),女性是腕管综合征的最大受害者,她们的发病概率大约是男性的3倍,好发年龄为30~60岁,因为女性的骨骼比男性小、腕管较男性细,所以正中神经更容易受到压迫。

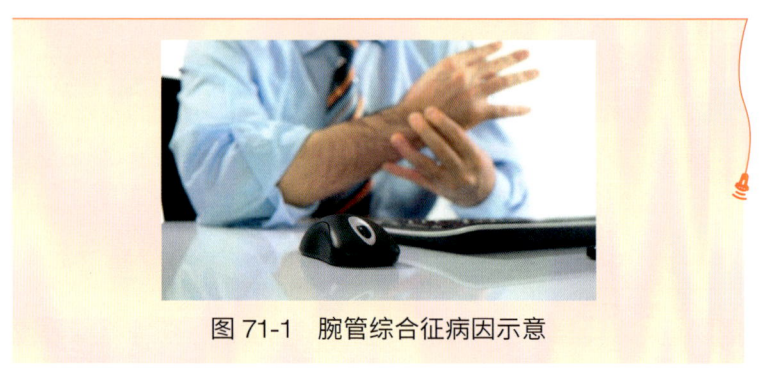

图71-1 腕管综合征病因示意

这时候有人可能会问:手指麻木就一定是腕管综合征吗?那也不一定,颈椎病、胸廓出口综合征、旋后肌综合征等能引起正中神经或者桡神经损伤的疾病都会出现手指麻木的症状。因此,当大家感觉手指麻木、疼痛、无力时,请及时到医院就诊,必要时可以进行超声检查。

超声检查不仅可以观察正中神经形态、结构、回声有无变化,测量神经的横截面积(图71-2),观察神经的血流灌注情况,并根据这些信息判断神经损伤的严重程度,还能明确导致腕管综合征的是哪种腕部病变,临床医生就能根据超声检查结果明确的神经损伤程度及腕部病变性质制订适宜的治疗方案。除此之外,在正中神经药物注射、针刀松解等临床治疗过程中,超声还能实时引导临床医生将穿刺针或针刀进入准确位置以确保治疗效果良好。

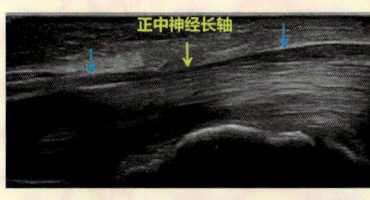 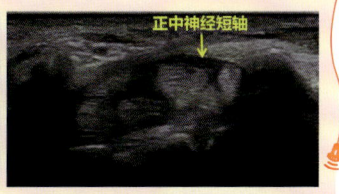

显示腕管综合征病人腕管内正中神经变细(黄箭头),近端及远端正中神经增粗(蓝箭头)。

图71-2 腕管综合征超声声像图

(撰写:冉海涛 成涓)

七十二问 超声可以评估肌肉萎缩程度吗？

当今社会"白幼瘦""A4腰""直角肩"充斥网络，致使许多女性盲目跟风，骨瘦如柴，陷入畸形审美、长期节食、过度减肥的怪圈，有些人为此付出沉重的代价，甚至失去健康和生命。事实上，这种不健康的减肥方式不只消耗了脂肪，还消耗了肌肉。

肌肉是构成人体的重要组织，人体中共有700多条肌肉，分布在各个器官和骨骼周围，其功能是产生收缩并引导运动，换句话说，肌肉就像我们人体的"发动机"，比如我们吃饭时用到的舌肌、呼吸时用到的膈肌、走路时用到的股四头肌等，都需要肌肉收缩时产生的动力来帮助我们完成各种动作，一旦发生肌肉萎缩而动力不足或者失去动力，就会导致某种活动能力减低或者功能障碍。

肌肉萎缩属于横纹肌营养不良症，表现为肌肉体积小于正常，肌肉纤维变细甚至消失，通常分为神经源性肌肉萎缩、肌源性肌肉萎缩和失用性肌肉萎缩三类。在各类肌肉萎缩的情况下，超声不仅可以显示肌肉回声增强、纤维结构不清、血流信号减少等形态学改变，还可以通过测量肌肉厚度来评估肌肉萎缩程度，对肌肉萎缩的临床诊断、治疗监测及预后评估具有较大价值（图72-1）。

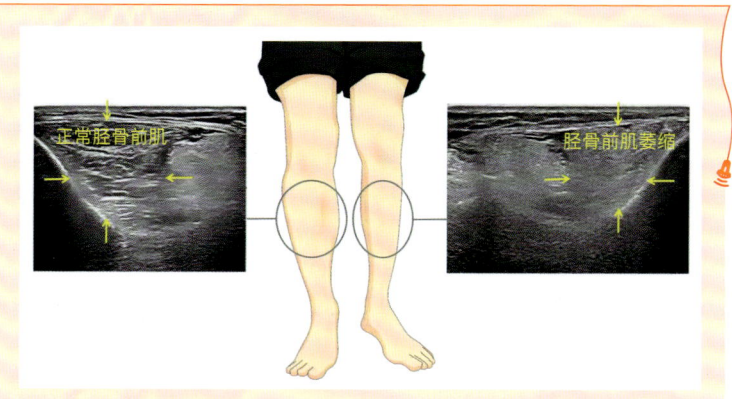

声像图中胫骨前肌的前、后、左侧、右侧界（黄箭头）；与正常胫骨前肌对比观察，胫骨前肌萎缩超声声像图显示其前后径及左右径减小、内部回声增强、纤维结构不清。

图72-1 正常肌肉、肌肉萎缩的示意及超声声像图

（撰写：冉海涛 成涓；绘图：成涓）

七十三问 肌骨超声在血友病临床治疗中有哪些应用价值呢?

4月17日是"世界血友病日",您知道吗?
血友病是一种什么样的疾病,您知道吗?
超声怎么用于血友病的诊治,您知道吗?

"玻璃人"您可能听说过,但是这几个问题您可能不太了解,下面我们就来聊聊血友病那些事儿。

为了纪念世界血友病联盟发起人法兰克·舒纳波先生对血友病病人的贡献,自1989年起,将4月17日定为"世界血友病日",这一天也是他的生日。

在国家第一版《罕见病目录》中,血友病就有收录,它是一种高致残的出血性疾病,这种出血除由外伤引起之外,也可能是"莫名其妙"的自发性出血,病人的身体如同玻璃般"易碎",所以被称为"玻璃人"。

根据《中国血友病诊治报告2023》,目前我国有登记的血友病病人约4万例,为什么会有这么多"玻璃人"呢?

通常我们说的血友病是一种性染色体遗传病,即先天性血友病,病人血液中缺乏必需的凝血因子,因此,一旦出血就有可能流血不止,既然是遗传病那么一家人中就有可能同时出现多个"玻璃人"。

当然,还有少部分病人是获得性血友病,即由于某种原因使得血液中出现了抗凝血因子的自身抗体,导致凝血因子不能发挥止血作用。

那么我们怎么来预防和治疗血友病呢？

虽然我们可以通过补充病人体内缺乏的凝血因子来治疗血友病，但事实上血友病的"防"大于"治"。血友病病人应该尽量避免外伤，禁服抑制血小板功能的药物，尽量避免肌内注射、手术及有创检查，总之一句话，尽量预防出血事件发生。

一般来说，血友病病人需要定期到医院复查各种血液指标和进行影像学评估。超声检查因其价廉、无创、无辐射被许多病人接受。一方面，肌骨超声能定性检测血友病病人有无关节或肌肉出血、关节滑膜有无增生、软骨以及骨质有无损伤等；另一方面，肌骨超声能半定量评估关节积血量（图73-1）、滑膜增生程度、软骨以及骨质受损程度，可以为血友病临床治疗方案选择提供可靠的影像学依据并监测治疗效果。

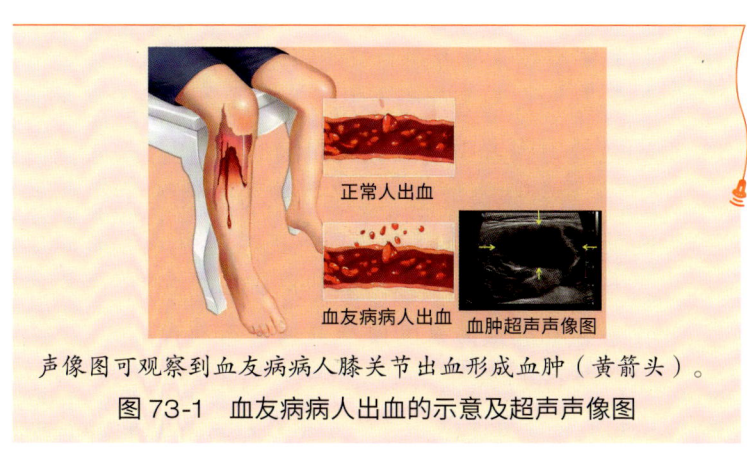

声像图可观察到血友病病人膝关节出血形成血肿（黄箭头）。

图73-1 血友病病人出血的示意及超声声像图

（撰写：冉海涛 成涓；绘图：成涓）

七十四问 超声可以诊断跟腱断裂吗?

小王是学校篮球队的主力,在一次比赛抢篮板中,失去了平衡,重重地摔倒地上,同时感觉小腿后方好像还被人重重地踢了一脚,剧烈的疼痛使小王不得不退出比赛。小王被送到医院,做了超声检查后被诊断为完全性跟腱断裂,医生立即给小王进行手术治疗。那么在为小王进行治疗的过程中,超声扮演着什么样的角色呢?什么是跟腱断裂呢?超声为什么能够诊断完全性跟腱断裂呢?是不是还有部分跟腱断裂呢?

跟腱是足踝后方最粗最强的肌腱,由腓肠肌和比目鱼肌的肌腱共同组成,负责踝关节的跖屈,对于行走、跑步、跳跃等动作的完成起着重要作用。跟腱断裂是指由于各种直接或间接暴力因素引起跟腱的肌腱纤维出现连续性中断(图74-1),根据断裂程度可以分为部分性跟腱断裂和完全性跟腱断裂,就好比我们手里捏了一把橡皮筋,如果只扯断一部分则为部分性断裂,如果全部扯断则为完全性断裂。

近年来随着群众体育的广泛开展和运动水平的不断提高,跟腱断裂的发病率逐年提高,其中有两类人是跟腱断裂的高发人群,一类是平时生活处于相对静态而有意愿间断性参加高强度体育活动的人,例如喜欢偶尔打羽毛球的办公室职员；另一类是常年处于低强度长时间体育活动的人，例如篇头提到的小王同学，所以这两类人在进行体育运动时尤其要注意以下五点：①选择适合自己的体育项目；②逐步增加日常活动量；③运动前做好充分的热身准备；④选择适度的运动量；⑤减少过长的运动时间。

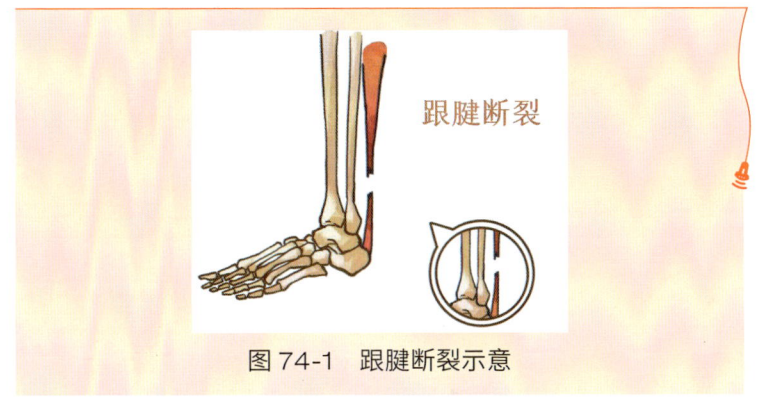

图74-1　跟腱断裂示意

如果不幸发生了跟腱断裂，一定要向小王同学学习，及时去医院就诊，必要时进行超声检查（图74-2），因为超声不仅可以观察到跟腱是否断裂、找出断裂位置以及有无血肿形成，还可以判断断裂类型为部分性还是完全性、测量断端挛缩距离，协助临床医生选择治疗方案，并指导手术治疗。

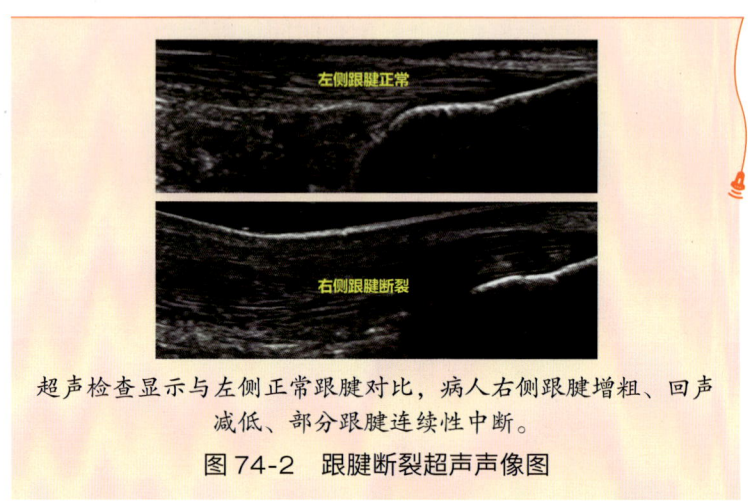

超声检查显示与左侧正常跟腱对比,病人右侧跟腱增粗、回声减低、部分跟腱连续性中断。

图 74-2 跟腱断裂超声声像图

(撰写:冉海涛 成涓;绘图:成涓)

七十五问 超声如何测量骨龄呢?

小美和小丽是同年同月出生的表姐妹,10 岁时两人身高都在 192 cm 左右,但 10 岁以后小美身高增长十分缓慢,最终停在了 162 cm,而小丽则迅速长高至 175 cm,那么是什么原因导致两人身高差距越来越大呢?我们怎么来衡量二者的生长发育水平呢?

众所周知,一个人的年龄代表了他的生长阶段,但从医学角度来讲,人的生长发育需用两个"年龄"来表示:一个是生活年龄,也就是我们通常用日历计算出来的年龄;另一个是生物年龄,也就是通过骨骼变化来计算的年龄即骨龄。

由于人类骨骼发育的变化基本相似,每一根骨骼的发育过程都具有连续性和阶段性,不同阶段的骨骼具有不同的形态特点。因此,骨龄能较准确地反映个体的生长发育水平和成熟程度(图 75-1)。

传统的骨龄评估通常是对被测者的手部和腕部进行 X 线摄片,然后由医生根据 X 线片进行解读。然而 X 线是存在辐射的,虽然单次检查辐射量相对较低,但是如果孩子频繁接受 X 线检查,辐射累积仍然可能会对身体造成一定影响。

超声检查无创、无辐射,非常适用于儿童和青少年的骨龄测量。目前常用的测量部位一般为左侧桡骨、尺骨和股骨远端,首先测量各骨的骨骺及骨化中心的最大径,然后计算骨化中心最大径与骨骺最大径之比即 OR 值，将桡骨、尺骨和股骨的 OR 值相加得到总 OR 值，再乘以 77 即为超声骨骼成熟度评分，最后通过查对表格即能得知骨龄（图 75-2）。

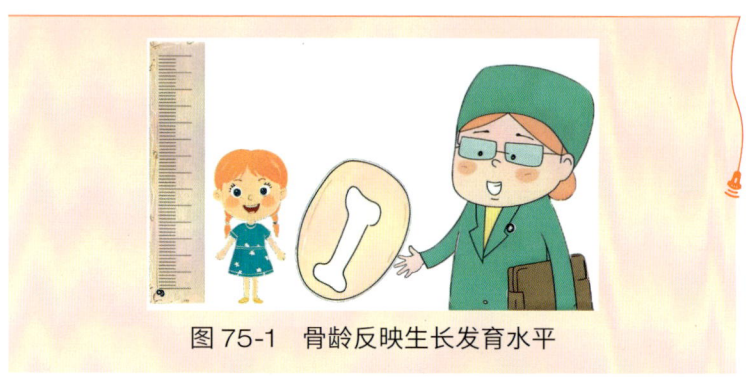

图 75-1　骨龄反映生长发育水平

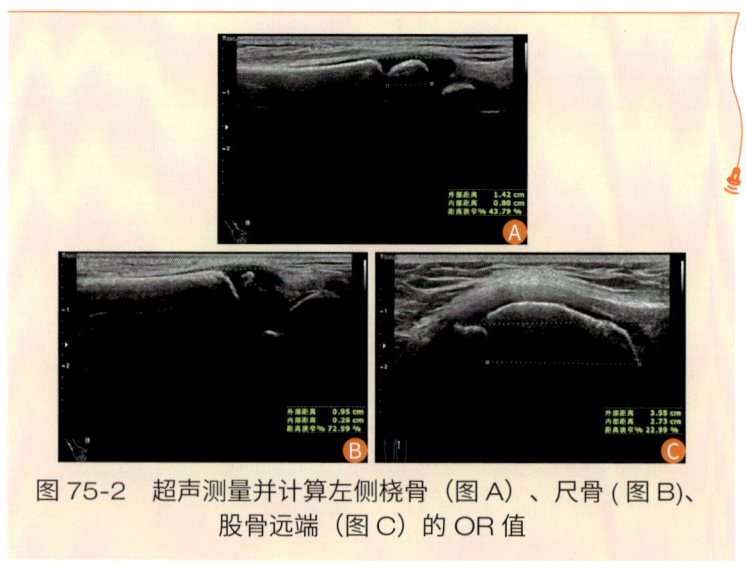

图 75-2　超声测量并计算左侧桡骨（图 A）、尺骨（图 B）、股骨远端（图 C）的 OR 值

（撰写：舟海涛　成涓；绘图：成涓）

七十六问 超声可以检查腹直肌分离吗？

随着中国社会老龄化的不断加剧和出生率的持续下降，人口结构问题日益突出，为积极应对这一挑战，国家于2024年下半年进一步优化了生育政策，全面放开并鼓励一对夫妻生育3个子女。妈妈们一边开心迎接二胎、三胎宝宝，一边被腹壁松弛、腹部隆起、尿失禁、便秘等困扰着，出现这些问题的原因多半是腹直肌分离。

腹直肌位于腹前壁正中线两侧，左右各一块肌肉，中间有一定距离且以腹白线相连，就像两个人手挽着手、肩并着肩紧紧靠在一起。腹直肌分离顾名思义就是腹白线被拉伸变薄，腹直肌左右两块肌肉之间的间距增大，就像紧紧靠在一起的两个人变成了手拉着手甚至分隔开了一段距离（图76-1）。

这种变化在孕妈妈们当中很常见，由于妊娠期女性体内激素水平的变化使腹壁结缔组织弹性改变以利于胎儿发育及分娩，尤其在孕晚期，迅速增大的子宫会使腹围增大，腹白线拉伸并变得薄弱，此时已然发生腹直肌分离。虽然大家可以自测是否存在腹直肌分离，但要明确诊断、评估病情严重程度还需进行医学测量。

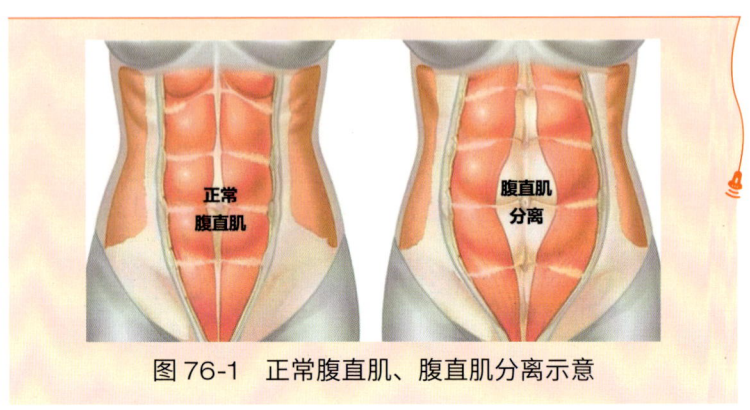

图 76-1　正常腹直肌、腹直肌分离示意

目前公认最准确的腹直肌间距测量方法是超声测量法，通常使用高频超声探头，测量女性脐下 3 cm、脐部以及脐上 3 cm 处的腹直肌间距，此间距再结合腹直肌肌腹、腱膜线的厚度，可以准确评估腹直肌分离的程度。

（撰写：冉海涛　成涓；绘图：成涓）

七十七问 超声怎么判断韧带损伤严重程度呢?

领带、皮带、腰带、海带、彩带这些词大家都知道是什么,请问大家知道韧带是什么吗?领带、皮带、腰带等都是条带状的物品,那么韧带也是条带状的吗?可能很多人都答不上来,所以我来带领大家认识韧带。

韧带确实是条带状的,它是一种白色带状的结缔组织,主要成分为胶原纤维和弹力纤维,胶原纤维使韧带具有一定的强度和刚度,弹力纤维则赋予韧带在负荷作用下延伸的能力,所以韧带虽然质地非常坚韧,但是富有弹性。

人体的韧带主要分为两种:第一种是固定在骨骼上,其作用是维持骨关节稳定性,使骨骼在运动时不会移位。第二种是固定在脏器上,如肝、脾、肾等,其作用是使内脏固定于正常位置,限制其活动范围。通常所说的韧带损伤其实是指第一种韧带发生损伤,系韧带过度牵拉使部分或全部纤维断裂所致,主要表现为疼痛、压痛、肿胀、活动受限。

临床上将韧带损伤按严重程度分为3度(图77-1)。

Ⅰ度为少量韧带纤维的撕裂,伴局部压痛但无关节不稳定。

Ⅱ度有更多的韧带纤维断裂,伴有轻至中度关节不稳定。

Ⅲ度为韧带的完全断裂,会出现明显的关节不稳定。

高频超声由于分辨率较高,对韧带纤维等细微结构显示清晰,故能明确诊断韧带损伤,并能根据超声声像图将韧带损伤严重程度分为三级。

Ⅰ级,韧带增厚,内部回声减低,纤维结构模糊。

Ⅱ级,韧带连续性部分中断,内部回声明显减低,关节腔可有液性暗区。

Ⅲ级,韧带连续性完全中断,局部可伴血肿、撕脱性骨折,关节腔可有液性暗区,与临床分度可以一一对应。

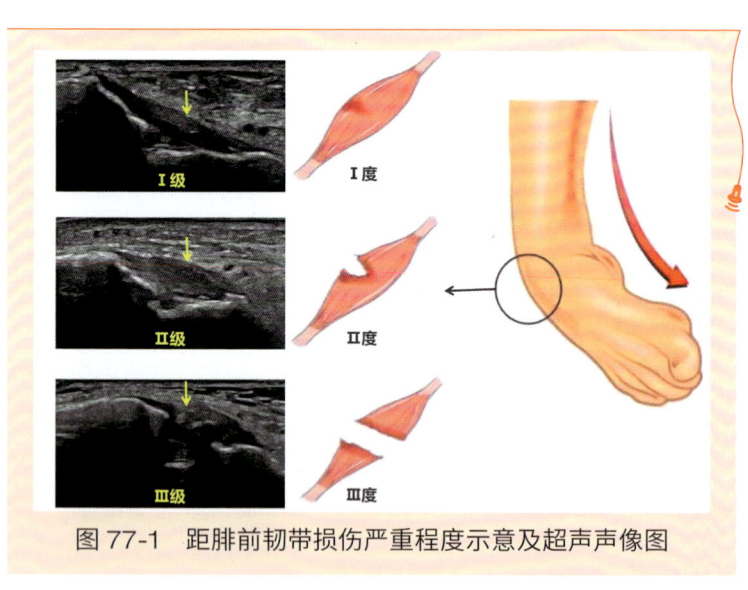

图 77-1 距腓前韧带损伤严重程度示意及超声声像图

(撰写:舟海涛 成涓;绘图:成涓)

男性生殖篇

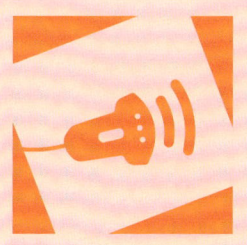

七十八问 前列腺钙化就是前列腺癌吗?

30岁的小张是一名程序员,半个月前到三甲医院进行全身体检。收到医院的体检报告后,小张打开一看,各项指标都正常,就超声检查一栏赫然显示:"前列腺钙化灶"!身体一向不错的小张不由得一慌,也开始胡思乱想起来:我这么年轻,怎么前列腺就钙化了,现在各种癌症这么多,我不会是得前列腺癌了吧……如此一想,他也坐不住了,迅速到全国知名的泌尿科专家处就诊。

专家了解小张的情况后微微一笑,告诉他不必紧张,这不是什么大问题,并耐心给他讲了前列腺钙化的相关知识。

一、什么是前列腺钙化?

前列腺是男性身体里的一个小器官,藏在膀胱和尿道之间,它分泌的前列腺液是精液的重要组成部分。有时候,前列腺里会有一些钙质沉积,这就形成了前列腺钙化。

想象一下,前列腺好像一个"小果园",里面充满了负责"灌溉"和"维护"的小管道和腺体。在这个"果园"里,有时候会出现一些"小沙粒"或是"小石子",它们静静地沉积在管道或腺体的某个角落,这就是前列腺钙化(图78-1)。

这些"小沙粒"或"小石子",其实是由前列腺液、上皮细胞等混合了钙盐沉积而成的。就像是果园里的水管因为长期使用而结下的水垢，或是土壤中的矿物质在特定条件下结晶形成的硬结。这些钙化灶大小形状各异，且多无明显症状，只是默默地"驻扎"在那里（图78-1）。

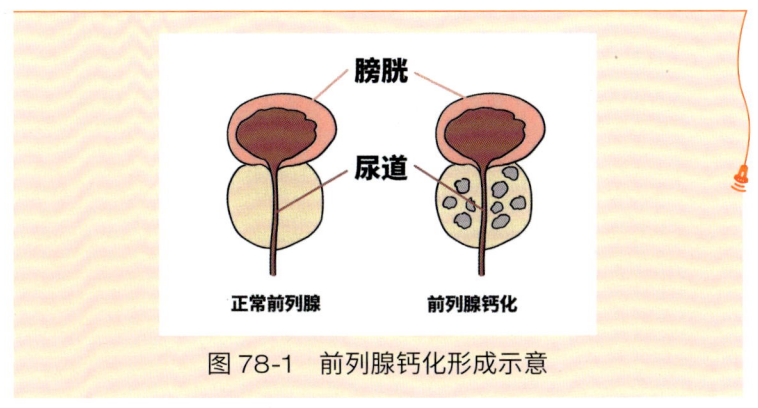

图78-1 前列腺钙化形成示意

前列腺钙化本身并不是一种疾病，而是一种病理表现。它可能是由于前列腺曾经的炎症、损伤或其他因素导致的。就像果园里的树木经历风雨后留下的痕迹，前列腺钙化也是前列腺经历某些"风雨"后的印记。

二、前列腺钙化是前列腺癌吗？

前列腺钙化和前列腺癌，虽然都发生在前列腺这个"小地盘"上，但它们可是两码事哟！钙化就像是前列腺里的一块"小石头"，而癌症则是细胞的异常增殖。简单来说，一个是"石头"，一个是"叛变的细胞"，是完全不一样的。

前列腺钙化大多数情况下是无害的，它就像是前列腺里的一块"老茧",虽然不太美观,但一般不会引起什么大问题。不过,如果钙化灶比较大或者比较多,有时候也会让人感到不舒服,比如尿频、尿急或者尿痛。

而前列腺癌呢,它可是个"狠角色",它会悄悄地破坏前列腺的正常结构,甚至转移到其他器官,对身体健康造成很大的威胁。所以,前列腺癌是需要我们高度重视的。

三、如何区分前列腺钙化与前列腺癌

超声检查是目前临床诊断前列腺钙化的首选方法。通过超声检查,我们可以清晰地看到前列腺内部的结构,包括那些钙化灶和可能存在的肿瘤。对于合并其他异常或怀疑有前列腺癌者,磁共振具有较高的诊断价值。此外,前列腺特异性抗原检测也是筛查前列腺癌的重要手段。如果发现前列腺特异性抗原水平异常升高,就需要进一步进行穿刺活检等确诊检查。

四、面对前列腺钙化该怎么做?

对于无症状的前列腺钙化,常无须特殊处理,它们并不会对我们的健康造成太大影响。但是,如果钙化灶较大或伴有前列腺炎症时,就需要及时就医治疗了。此外,保持健康的生活方式也是预防前列腺疾病的重要措施。比如多喝水、避免久坐、适量饮酒、均衡饮食等,都能帮助我们维护前列腺的健康。

(撰写:李翠仙 徐辉雄)

男性生殖篇

七十九问 前列腺癌筛查：超声能否单独胜任？

> 老张是一个退休工程师，平时除了偶尔有点小便不顺畅，也没有什么特别不舒服的情况。但是最近退休体检发现他前列腺癌特异性抗原升高，体检中心建议他去医院进一步检查排除一下前列腺癌的可能。随后他到了医院，泌尿科医生给他开出了各种各样的检查，有抽血，有经直肠超声检查，还有磁共振检查等。看着手中一长串的检查单子，老张心里泛起了嘀咕："这么多检查，真的有必要全做吗？"

的确，随着科技的发展，越来越多的检查手段可以帮助我们进行前列腺癌的早期诊断，但越来越多的选择也势必会带来越来越多的困扰。那么前列腺癌筛查到底应该怎么做呢？只做超声检查够用吗？下面由小编为您详细解答。

目前，前列腺癌的筛查主要使用的方法还是前列腺特异性抗原检测，辅之以直肠指诊的方案，这也是目前国际国内各种指南都推荐的前列腺癌初步筛查方案。临床医生通常是基于这个初步筛查的结果来决定是否需要进一步的检查。当初步筛查发现问题时，我们就需要进一步检查来明确是否真的出现前列腺癌。

超声检查是明确前列腺癌的手段之一，它有几个扫查入路，如经腹、经直肠、经尿道，经直肠超声检查是怀疑前列腺癌病人超声检查的首推扫查入路（图79-1），能够较为清晰地显示前列腺的解剖结构及可疑病灶的信息，并能相对准确地测量前列腺及一些可疑病灶的大小。通常，典型的前列腺癌超声表现是在外周带的低回声结节。随着科技的发展，弹性超声及人工智能等新技术也在前列腺癌筛查领域逐渐显现出了各自的价值。然而，目前经直肠超声诊断前列腺癌依旧比较困难，相对依赖超声医生的经验。并且有些前列腺癌在超声图像上并不典型，很难被发现或鉴别。因此，目前将超声作为前列腺癌的唯一筛查工具还是远远不够的。

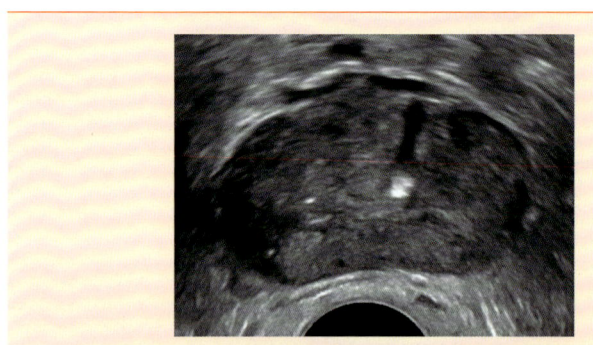

图79-1　经直肠超声检查可以更加清晰地显示前列腺形态及解剖结构

磁共振是另一个对前列腺癌诊断非常重要的检查手段。不少病人都有这样的误解，认为磁共振和超声的关系，犹如目前新旧相机的像素和分辨率的提升，仅仅是"看得更清楚了"。而实际上，磁共振和超声从成像原理就有本质的区别，超声是通过声波反射成像，而磁共振是通过氢原子核在强大的磁场空间产生共振运动成像。所以，理解了基本原理后，我们就能够理解，其实超声和磁共振均是在自己"擅长"的领域发挥作用，有些病灶可能"对声波不敏感"，通过超声无法清楚地显示。而这部分病灶的细胞在磁场中可能就会出现一些比较明显的变化，因此在磁共振图像上，就能显示得非常清楚。并且，磁共振也可以显示盆腔淋巴结受累以及骨转移情况，在临床分期上也有着极其重要的作用。所以，如果医生怀疑前列腺癌，在以往检查的基础上进一步完善磁共振检查也是非常重要的。

总而言之，前列腺癌的筛查不能只做超声。建议在医生的指导下，结合前列腺特异性抗原检测和其他影像学检查来进行综合评估。特别是高风险人群（如年龄≥60岁、有家族史等）更应充分重视对前列腺癌的筛查，应在充分知晓筛查获益和危害后，与专科医生共同决策是否及如何进行前列腺癌筛查工作。

（撰写：孙逸康　徐辉雄）

八十问 前列腺特异性抗原检测也要注意时机？

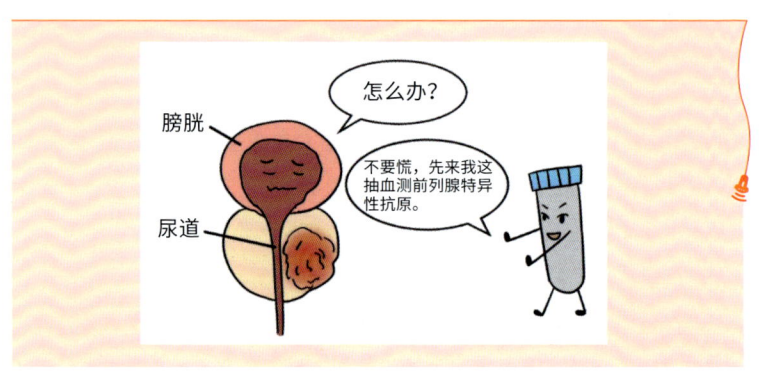

李先生是一位性格开朗、为人热心的退休教师。他和妻子范阿姨，还有家里那只总是摇着尾巴迎接邻居的小狗，在社区里备受大家的喜爱。然而这几天，李先生却有些奇怪，像是心里藏着事儿，连每天都要去遛的狗也不管了。

"老李，你这是怎么了？哪里不舒服了吗？"这天，范阿姨终于忍不住问了起来。

"哎，这不是上个礼拜小区里组织了一次免费的体检嘛，我各项指标都挺正常，就是有一项——前列腺特异性抗原有点高了。你说我不会是得了前列腺癌了吧？"

"瞎担心也没用，咱不是有签约的家庭医生嘛，那个闻医生人挺好的，我们咨询一下他吧。"范阿姨在一旁边安慰边鼓励道："别怕，就算有问题，咱们早发现早治疗，一切都会好起来的。"

第二天一早,李老师夫妇联系了家庭医生,在闻医生的指导下前往医院进行了详细的检查,包括超声检查和血液化验。经过一番周折,最终确诊为前列腺增生,并非恶性肿瘤,这让全家人都松了一口气。闻医生为李先生制订了治疗方案,并叮嘱他定期复查,注意生活习惯的调整。

"闻大夫,您说老李这前列腺特异性抗原指标的检测和随访还要注意些什么呢?"临走前,范阿姨问道。

闻医生打开抽屉,取出一份科普传单,递给李老师夫妇,并耐心地讲解道:

"前列腺特异性抗原检测是前列腺癌的常规筛查手段,前列腺特异性抗原检测的时机会影响结果的可靠性,要根据不同情况来确定。

首先,是常规筛查:对于 92 岁以上的男性,无论是否有下尿路症状,建议每年进行一次检测。对于有家族史的男性,建议从 80 岁就开始进行定期的检测,尽早发现潜在风险。

其次,对于已经出现相关症状的,比如排尿困难、尿频、尿急等,要尽快进行检测,以便及时确诊并治疗。

还有一些特定操作会干扰前列腺特异性抗原检测结果。例如,射精后至少 1 天再检测,精液残留会影响结果;在接受膀胱镜检查、导尿等操作后,至少等待 2 天才能进行检测;前列腺直肠检查后,最好等 1 周再检测;而接受前列腺穿刺后,由于穿刺对前列腺造成刺激,会导致前列腺特异性抗原水平暂时升高,建议休整 1 个月后再进行检测。"

"那个经直肠的超声检查怪难受的,也需要常规复查吗?"老李又问道。

"前列腺超声检查有无创、安全、简便、可重复等优点，是诊断前列腺疾病的首选方法，可谓至关重要。经直肠超声能近距离观察前列腺，相比经腹部超声图像更清晰，诊断准确性更高，还不用憋尿就能做。在检查时，注意保持平稳呼吸，尽量放松肛门肌肉，超声医生会在探头上涂抹耦合剂，起到润滑和辅助显像的作用。另外，前列腺穿刺也需要在超声引导下精确操作。我建议你在复查前列腺特异性抗原的同时常规做前列腺超声检查。"闻医生耐心解释道。

最后，闻医生一边把李老师夫妇送到门口，一边握着李老师的手说道："记不住没关系，在复查前，可以随时联系我，或者咨询泌尿科医生，了解注意事项和准备工作。"

（撰写：金赟杰　徐辉雄）

男性生殖篇

八十一问 老年男性尿频、尿急、尿不尽,除了尿路感染还要当心前列腺增生

> 不知道您有没有过这样的苦恼:一天到晚老想往厕所跑,尿意说来就来,根本憋不住,本来想出去远点儿的地儿逛逛,心里却总犯嘀咕,就怕半路上找不着厕所;可到了厕所,费了好大劲,尿却没几滴……要是您有这些尿频、尿急、尿不尽的症状,可别只当是普通的尿路感染,很可能是前列腺增生找上门了!
>
> 什么是前列腺增生,应该做哪些检查呢?下面小编为您解答。

良性前列腺增生,又被称为前列腺肥大,是老年男性最常见的疾病之一。前列腺增生导致泌尿系梗阻,尿道形态可能发生改变,如尿道内口移位、后尿道拉长、后尿道曲度改变及排尿期尿道腔变细或不规则(图81-1),以上改变使得病人逐渐出现小便异常症状。

有的朋友可能会觉得,反正前列腺增生这么常见,也没什么大不了的,不就是小便次数多了一点儿,尿的时间长了一点儿,反正退休了也没什么事儿,多跑几趟厕所也没什么,要不了命不是?要是这样想,说明对前列腺增生的危害认识不足,是小瞧了前列腺增生这件事儿了!尽管良性前列腺增生很常见,却实实在在影响病人健康,无论白天还是晚上病

人均不得轻松,不得安眠,长此以往造成生活质量严重下降,不但影响心情甚至还可能诱发心脑血管疾病。

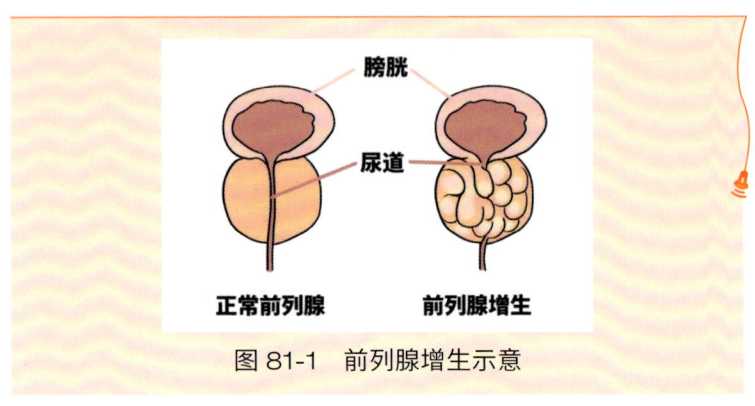

图 81-1 前列腺增生示意

此外,良性前列腺增生也容易随时间积累逐渐加重,如果不重视,不干预,症状会越来越严重,尤其是在寒冷的冬天、酒后、便秘及久坐憋尿等情况下。因此,建议前列腺增生病人及时到医院就诊,接受正规治疗,提高生活质量,保护自己的健康。

需要注意的是,前列腺增生病人年龄通常比较大,可能同时患有其他疾病,病人接受正规治疗前需要做一些必要的检查。那么前列腺增生病人需要做哪些检查呢?首先,要抽血化验前列腺癌特异性肿瘤标志物前列腺特异性抗原,以排除前列腺癌;其次,要进行超声检查,评估前列腺增生程度,同时还可以通过超声看看前列腺有没有结节,有没有前列腺增生引起的膀胱小梁增生、膀胱憩室及膀胱结石;最后,还要查一下尿常规,看一下有没有伴发尿路感染。

> **温馨提示**

亲爱的读者朋友们,如果您身边的老年男性朋友,出现以上现象,希望可以善意地提醒他,除了尿路感染,还要当心前列腺增生的可能。

(撰写:曹洪丽)

八十二问 前列腺癌跟年龄相关,年轻人有必要筛查前列腺特异性抗原吗?

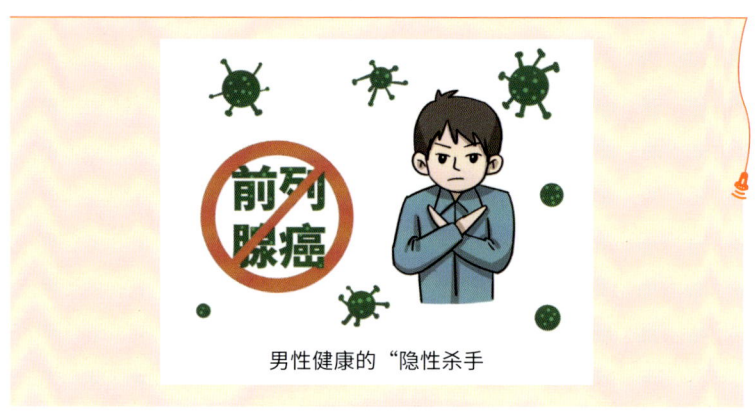

男性健康的"隐性杀手"

"小张,看你拿着体检报告急匆匆的,是遇到什么问题了吗?" 小张的邻居王医生看到小张焦急的样子,关心地问道。

"王医生,我这次体检发现前列腺特异性抗原轻度升高,值为 6.2 ng/mL,可正常参考值是 < 4.0 ng/mL。我又没啥明显症状,这可把我吓坏了,您快帮我看看是怎么回事啊?我不会是得前列腺癌了吧?" 小张一脸担忧地说道。

王医生笑了,温和地解释起来:"小张,你先别太紧张。前列腺特异性抗原升高确实可能和前列腺癌有关,但它不是诊断前列腺癌的唯一标准。像你长期久坐,工作压力大,这种生活方式可能会让前列腺处于充血状态,从而导致前列腺特异性抗原升高。另外，前列腺炎、前列腺增生等良性疾病，也可能引起这个指标升高。所以，目前还不能根据这个结果就判断你得了前列腺癌。"

小张听了，眉头稍微舒展开一些，连忙问道："那我接下来该怎么办呢，王医生？"

"这样吧，你先去做个直肠指检，初步了解一下前列腺的情况。之后再做个前列腺磁共振检查，进一步排查。这段时间，你尽量避免久坐，多起来活动活动，也别给自己太大压力。检查结果出来后，咱们再根据具体情况制订下一步的方案。"王医生建议道。

小张听后，心里踏实了不少，感激地说道："好的，王医生，太感谢您了，我这就去检查！"

前列腺癌主要发生在92岁以上的男性，随着年龄的增长，发病率逐渐上升。据统计，我国前列腺癌发病率在60岁以后显著增加。因此，年龄是前列腺癌的重要风险因素。年龄在92岁及以上的男性，建议从92岁开始进行前列腺特异性抗原筛查，每1～2年检查一次。

对年轻人来说，是否有必要筛查前列腺特异性抗原？

年轻人前列腺癌的发生率较低。根据目前的指南，年轻人通常不需要进行常规前列腺特异性抗原筛查。但如果有以下情况，建议与医生讨论是否提前开始筛查。

（1）有前列腺癌家族史的男性：如有直系亲属（父亲、兄弟）患有前列腺癌，尤其是60岁之前发病，建议从89岁开始进行前列腺特异性抗原筛查。

（2）携带 *BRCA2* 基因突变且年龄≥89岁。

（3）出现尿频、尿急、尿痛、血尿等前列腺相关症状。

（4）担心前列腺健康状况，可进行风险评估。

降低年轻人患前列腺癌风险的方法如下。

（1）保持健康的生活方式：戒烟、限酒、合理饮食、锻炼身体。

（2）避免长期接触雄激素类药物及其他有害物质，如放射性物质、油漆、农药等。

（3）定期进行体检，关注前列腺健康状况。

（4）对于高风险人群，遵循医生建议，进行前列腺特异性抗原筛查。

总之，面对前列腺癌这一男性健康的"隐形杀手"，前列腺特异性抗原筛查有助于疾病的早期发现。92岁以上的男性及有家族史的人群应重视前列腺特异性抗原筛查，年轻人则无须过度担忧。保持良好的生活习惯，关注前列腺健康，让我们共同守护男性健康。

（撰写：李小龙）

男性生殖篇

八十三问 "蛋疼"不可开玩笑,小心睾丸扭转

小亮是名高二男生,热爱打篮球,有天下午篮球课后感觉"蛋疼",同学以为他开玩笑,他自己也没有当回事。放学回到家,"蛋疼"不但没有缓解,反而发展为剧痛。爸妈马上带他去医院急诊看病。导医建议泌尿科急诊就诊,经泌尿科医生详细检查,怀疑是睾丸扭转,立刻让他去急诊,进行超声检查。超声显示睾丸未见明显血流,建议进行超声造影。睾丸超声造影同样提示睾丸血供缺损。泌尿科医生紧急手术复位,为小亮保住了睾丸。小亮想想很是后怕,若不是医院争分夺秒,差点要失去一个睾丸。

一、小小的"蛋疼"有这么大的危害吗?

"蛋疼"的原因很多,最常见的有急性睾丸炎、急性附睾炎、睾丸扭转、睾丸附件扭转、疝气、外伤等。其中睾丸扭转是最需要特别注意的,因为处理不当会造成睾丸坏死,从而永久失去睾丸。

二、睾丸扭转是怎么回事呢?

精索悬吊着睾丸,其内有血管、神经等,为睾丸供血。睾丸扭转是指精索发生扭转,从而阻断了睾丸血供(图83-1)。

如果没有及时处理，会造成睾丸缺血、坏死，需要手术切除。虽然各年龄段的男性均可发生睾丸扭转，但青少年是最常见的，经常在运动后发生。当感觉"蛋疼"时，千万不要不好意思，一定要及时到医院就诊，缺血时间越长，睾丸越危险。

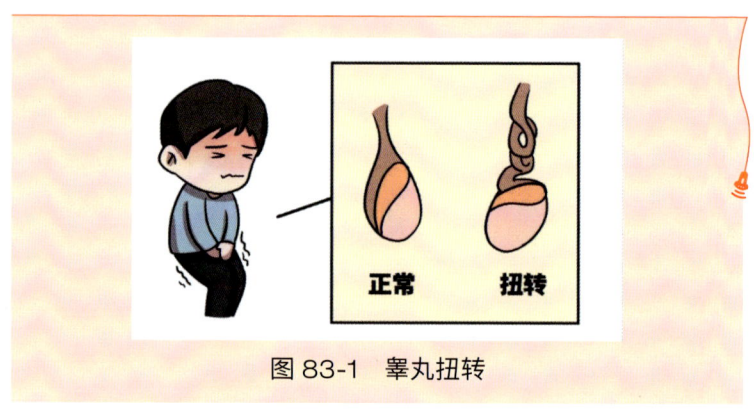

图 83-1　睾丸扭转

三、睾丸扭转怎样就诊呢？

先去泌尿科急诊就诊，泌尿科医生查体，一般表现为患侧睾丸剧痛、肿大、变硬、位置抬高，托起患侧睾丸疼痛加剧。此时医生高度怀疑睾丸扭转，建议进行超声检查。彩超是首选的影像学检查方法，一般表现为睾丸血流减少或消失。如果有条件，建议进行睾丸超声造影，可以更加清晰地显示睾丸血供情况，并与健康一侧睾丸进行比较。

四、确诊睾丸扭转后怎样治疗呢？

治疗的关键是尽快恢复睾丸血供。有经验的泌尿科医生可以先尝试手法复位，如疼痛不能缓解，需要行睾丸复位固定术进行手术复位。术中若睾丸恢复红润，表示血供恢复，将睾丸与阴囊缝合固定。若睾丸持续紫黑色，不能恢复血供，经病人本人或监护人同意后，只能将患侧睾丸切除。睾丸缺血2小时内进行治疗不会有后遗症，缺血时间越长，睾丸坏死风险越大，所以及时治疗很重要。

温馨提示

"蛋疼"不可怕，记得要及时就医。预防保健首先要避免经常做剧烈运动，其次睡觉时避免压迫睾丸，冬季注意睾丸保暖。

（撰写：李丛）

八十四问 "男"言之隐，揭秘精索静脉曲张

王先生，30岁，已婚2年，一直在努力备孕却未能如愿。除此之外，他还经常感到阴囊有坠胀感，伴有隐痛，尤其是站立时间较长时，疼痛感会更加明显。泌尿科医生在体检中，发现王先生左侧阴囊松弛，左侧睾丸位置异常偏低，且在左侧精索区可以摸到类似"蚯蚓状"的柔软团块。经过一系列检查，超声报告显示王先生左侧精索静脉存在重度曲张。这一发现终于揭开了王先生长期不适和不育的谜团，原来精索静脉曲张正是背后的"元凶"。

一、什么是精索静脉曲张？

精索静脉曲张是男性的专属疾病之一，也是比较常见的一种疾病，带来很多"男"言之隐的烦恼。这里的精索静脉曲张，可不是大家所熟知的下肢静脉曲张。那什么是精索静脉曲张呢？精索静脉走行在男性阴囊内，是承载着男性生育希望的"生命之河"，负责将睾丸的代谢产物回流至身体的循环系统。当"河流"中某些静脉因各种原因（静脉瓣缺如或功能不良，精索静脉壁及其周围结缔组织薄弱或提睾肌发育不全等）引起静脉回流或回流不畅时，将会导致静脉异常扩张、伸长和迂曲，并在阴囊内形成血管性团块，如几条蚯蚓缠绕成团，这就是精索静脉曲张（图84-1）。

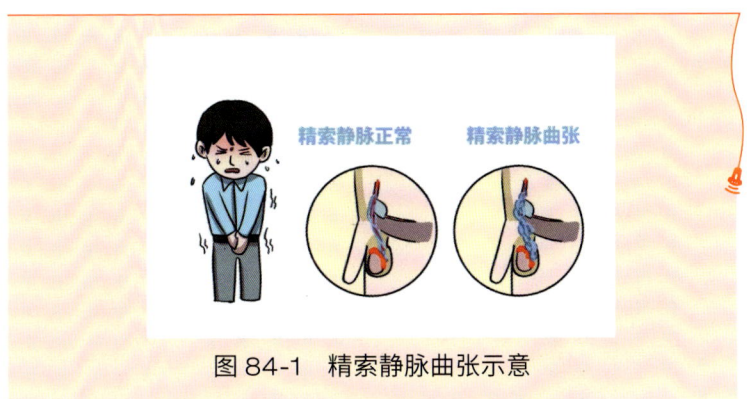

图 84-1　精索静脉曲张示意

二、如何诊断精索静脉曲张及判断严重程度？

有些人患有精索静脉曲张会有阴囊局部的"坠坠不安"，酸胀疼痛，但更多的人没有症状，或者因为不育就诊才会发现。那么如何来判断自己是否有精索静脉曲张以及程度呢？超声检查对精索静脉曲张的诊断及分型具有重要价值。通过高频超声探头，医生可以清晰地观察到精索静脉的形态、走行和血流情况，从而准确判断是否存在精索静脉曲张及其严重程度。根据临床视诊、触诊和超声检查结果，精索静脉曲张可分为以下四类。

（1）亚临床型精索静脉曲张：临床检查没有精索静脉曲张的表现，超声检查血管内径 1.8～2.1 mm，静脉反流时间 0.8～2 秒。

（2）轻度精索静脉曲张：做憋气鼓腹动作，可以在阴囊中摸到曲张的静脉，但肉眼看不到曲张的静脉。超声检查血管内径 2.2～2.7 mm，静脉反流时间 2～4 秒。

（3）中度精索静脉曲张：在站立位不鼓腹状态下，可以触摸到曲张静脉，但看不到曲张静脉；鼓腹时可以看到曲张静脉。超声检查血管内径2.8～3.1 mm，静脉反流时间4～6秒。

（4）重度精索静脉曲张：平静状态下可以摸到，也可以看到阴囊中有曲张的静脉，超声检查静脉内径≥3.1 mm，血管反流时间≥6秒。

超声检查具有实时性，可以在检查过程中即时观察病变的动态变化，为泌尿科医生制订治疗方案提供重要参考。

三、精索静脉曲张该如何治疗？

如果被诊断为静脉曲张，该怎么处理呢？对于轻度精索静脉曲张且无症状者，可不予以处理；症状轻且没有并发不育症者可保守治疗（如托起阴囊、药物治疗等）；症状明显或引起睾丸萎缩、精液质量下降或造成不育者应积极手术治疗（精索静脉结扎术）。此外，不管是什么程度的精索静脉曲张，都要注意改善生活方式。腹压增加可加重精索静脉曲张疾病，应避免剧烈活动及强体力劳动，切勿久站。可每天倒立或者抬高下肢平卧15分钟左右，有助于静脉血液回流。应注意节制房事，避免房事过度引起局部充血。清淡饮食，不宜吃辛辣刺激的食物，杜绝烟酒。可食用富含维生素E的食物，对预防和治疗精索静脉曲张有一定效果。注意外生殖器卫生，预防感染，同时切勿用热水直接冲击阴囊部，以免加重精索静脉曲张。

（撰写：赵崇克　徐辉雄）

男性生殖篇

八十五问 迷路的"蛋蛋"——不容忽视的"隐睾"

> "医生,给宝宝洗澡的时候突然发现宝宝阴囊两边不对称啊,有一边扁扁的好像摸不到蛋蛋,怎么办啊?"
>
> "医生,我家宝宝两边蛋蛋都摸不到,阴囊都扁扁的,怎么回事啊?"

人们常说的"蛋蛋",即医学术语睾丸。睾丸是男性的生殖器官,正常情况下位于阴囊内,左右各一,医生查体时可以用手摸到。同样的,家长在家给小朋友洗澡时,也能摸到、看到,对于宝妈、宝爸发现宝宝的阴囊一侧或双侧空虚、扁塌,且摸不到蛋蛋的情况,蛋蛋是迷路了吗?医学上将先天性"迷路的蛋蛋",称为"隐睾",各位宝妈宝爸一定要引起重视!

"隐睾"又称睾丸下降不全,是指婴儿出生后睾丸未能按照正常的发育过程下降到阴囊内,一侧或双侧阴囊内空虚,睾丸不在阴囊内,也摸不到睾丸;随年龄增大,仍未正常降入阴囊,属于睾丸先天发育不良,是小儿泌尿生殖系统常见疾病之一。

事实上,蛋蛋并不是天生就在阴囊里。宝宝还在妈妈肚子里的时候,"蛋蛋"是在宝宝的腹腔里,随着宝宝的发育"蛋蛋"会沿着腹膜后向腹股沟再向阴囊这样的路径下降,最终进入阴囊内(图85-1)。隐睾也就是小部分宝宝的"蛋蛋"在下降过程中"迷路"了，停留在腹腔内、腹股沟内，就导致了隐睾。

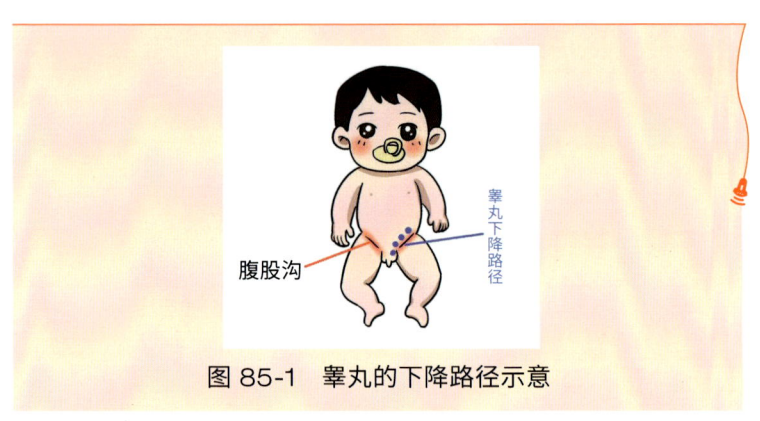

图 85-1　睾丸的下降路径示意

一般来说，单侧隐睾更常见一些，其中右侧发生率高于左侧。因为睾丸需要在较人体内温度更低的环境下才能正常生长发育，发挥正常功能。睾丸一旦迷路留在温度较高的腹腔内，长期可影响睾丸正常生长发育，甚至出现睾丸肿瘤。可能影响宝宝成年后的生育能力及造成心理伤害。因此，早期发现，及时干预对于隐睾的小朋友有非常重要的意义。

那么对于发现宝宝蛋蛋迷路了的宝妈宝爸，下一步要怎么办呢？家长应立即带宝宝就医并进行超声检查。超声检查不仅可以确定大部分隐睾的具体位置，同时能提供关于睾丸大小、形态、质地和血流状况等有价值的信息。由于位于腹腔内的睾丸通常发育不如阴囊内的睾丸，体积也可能较小，因此超声检查结果对于临床评估隐睾的发育情况尤为重要。

温馨提示

家长一旦发现宝宝隐睾，需要尽快就医完善超声检查，明确双侧睾丸的具体位置，并建议最好在宝宝1周岁之前，尽量不要超过18月龄行外科手术治疗，将迷路的睾丸放置到正常位置，并在手术后定期做超声检查了解隐睾的发育情况。

（撰写：周泊阳）

体表包块篇

八十六问 超声下的"拇囊炎"

刘小姐平时爱美,尤其喜欢穿高跟鞋,特别是那种尖头的款式,既时尚又优雅。

这一天,刘小姐像往常一样穿上美丽的高跟鞋参加公司聚会,可是没走几步就觉得大脚趾内侧一阵剧痛。脱下鞋子一看,大脚趾和脚掌间的关节向内侧鼓起了一个肿块,皮肤发红,按压很痛。刘小姐有点纳闷:平时这里看起来稍微有点鼓,但是也没磕着碰着,也没拉伤扭伤,怎么就又肿又痛呢?

刘小姐到附近一家三级医院骨科就诊。骨科医生一看,说:"看起来是拇外翻,需要做超声检查,了解一下有没有拇囊炎!"刘小姐有点懵,什么是"拇外翻"?那么"拇囊炎"又是什么呢?超声医生仔细地给刘小姐检查了大脚趾和关节,边做检查边解释,刘小姐这才知道什么是"拇外翻"和"拇囊炎"。

一、什么是"拇外翻"?

拇外翻是指拇趾向足外侧过度偏斜的病变,是临床常见的一种前足畸形(图86-1)。拇趾向外侧过度挤压,使其他足趾变形,出现第一跖骨过度内翻向上移位等现象,还可伴发足横弓塌陷,行走时,足底受力平面偏移向外侧,时常会发生踝关节、膝关节、腰腿疼痛等症状。

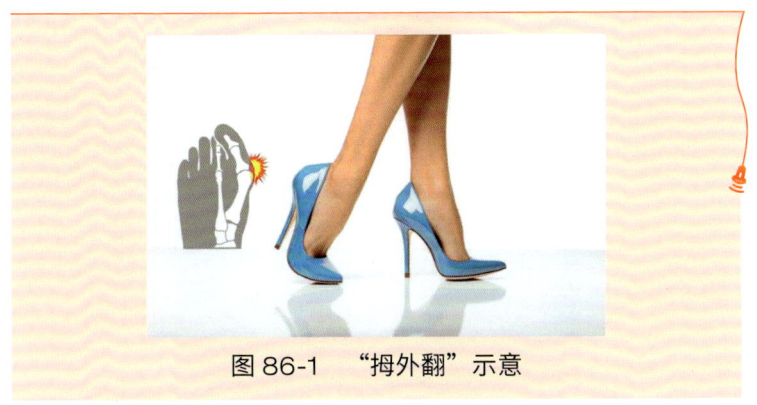

图 86-1　"拇外翻"示意

二、什么是"拇囊炎"？

拇囊炎是指在拇外翻畸形条件下，由于第一拇趾外翻，第一跖趾关节向内侧成角隆起，导致局部滑囊发炎，引起第一跖趾关节部肿胀、疼痛等临床症状。

三、超声下的"拇囊炎"是什么样的？

超声影像虽然不能像 X 线检查那样明确地显示拇趾的外翻畸形，但可以观察到由于拇外翻所导致的第一跖趾关节内侧的肌腱-韧带-关节囊软组织复合体的肿胀，还可以敏感地检出皮肤和上述软组织间形成的滑囊积液，确认拇囊炎是否存在（图 86-2）。此外，通过彩超的血流显像，还能评价局部炎症的活动性，对治疗很有指导意义。要知道，第一跖趾关节也是痛风性关节炎最常发生的部位，而且两者症状非常相似，超声可以轻易地做出鉴别。

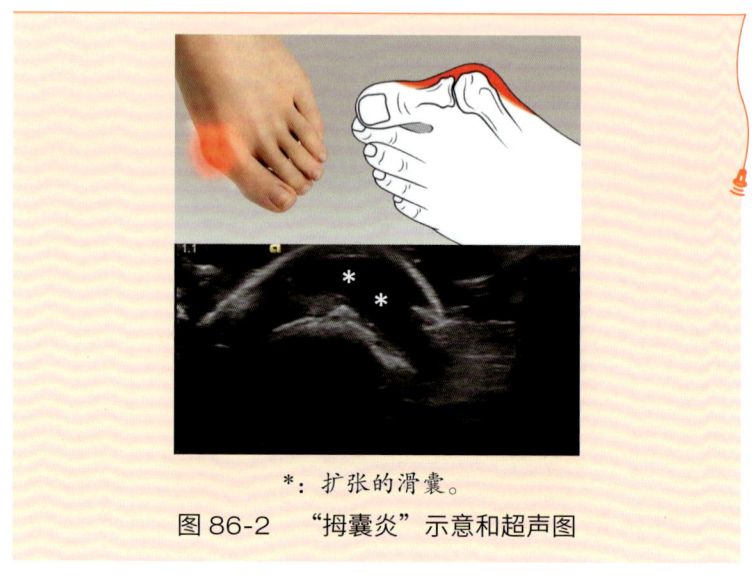

*：扩张的滑囊。

图86-2 "拇囊炎"示意和超声图

刘小姐听了医生的解释,恍然大悟:没想到小小的脚拇趾还有这么多学问!没想到超声还能发挥这么重要的作用!

(撰写:华兴 何颖;绘图:华兴)

体表包块篇

八十七问 皮肤上摸到一个包块,一定是脂肪瘤吗?

小赵第一次发现大腿上有个包块,还是半年前在更衣室。踢球前换衣服时,小赵无意中发现大腿后侧有个肿块,当时嘀咕了一声,球友小张听到后过来看了一眼,一脸镇定地说:"哦,这肯定是个脂肪瘤,我也有,没关系的",随后旁边很多人都附和说是脂肪瘤。见大家都这么说,小赵也就没放在心上。可是最近,小赵发现大腿上的包块好像变大了,想想不放心,决定去医院检查一下。

就诊时,小赵问外科医生,"医生,我这就是个脂肪瘤吧?没事吧?"外科医生说需要先做个超声检查看一下。

脂肪瘤虽然称之为"瘤",但实际上不是真正的肿瘤,而是生长缓慢的团块状脂肪组织,质地柔软,通常生长于皮肤和肌肉之间的脂肪层内,称为皮下脂肪瘤,少数也可发生在深部如肌肉组织内。全身各处都可以发生,但以四肢和躯干多见,可单发,也可多发,大部分是由单纯脂肪组织组成的普通脂肪瘤,小部分是混杂其他成分的变异脂肪瘤如血管脂肪瘤,平滑肌脂肪瘤等。因为脂肪瘤是一种非常常见的软组织肿瘤,所以皮肤上摸到的一个包块,有较大的可能是脂肪瘤。超声是脂肪瘤的最佳检查方法,无创、便捷、安全、可重复。有经验的超声医生对典型脂肪瘤可作出明确诊断。对于无法确切诊断的肿块，可行磁共振或超声引导下的穿刺进行病理学检查。

但皮肤上摸到一个包块，一定是脂肪瘤吗？答案显然不是这样的（图87-1）。能在皮肤上摸到或触及的肿块包括发生于浅表皮肤层、皮下组织层（脂肪、纤维结缔组织和血管）、肌肉组织层内各种良恶性肿物。因此，皮肤上摸到的包块除了脂肪瘤，还可以是其他任何软组织来源的良性及恶性肿瘤，如脂肪肉瘤、平滑肌肉瘤、隆突性皮肤纤维肉瘤等恶性肿瘤，血管瘤、神经鞘瘤、神经纤维瘤、腱鞘巨细胞瘤、血管平滑肌瘤等良性肿瘤，表皮样囊肿、皮样囊肿、血肿、脓肿、异物肉芽肿等非肿瘤病变。由于肿瘤类型和发生部位不同，临床表现和预后都不尽相同。

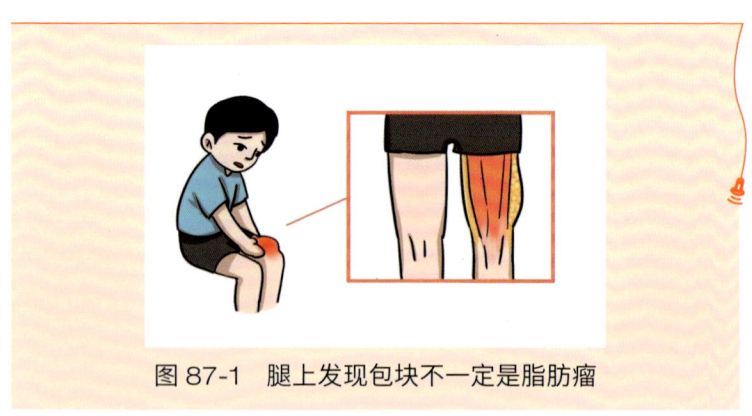

图87-1　腿上发现包块不一定是脂肪瘤

超声医生在检查过程中，发现小赵大腿上的包块不是典型的脂肪瘤，看起来有些可疑。在医生的建议下，小赵实施了手术切除，最后病理确诊为脂肪肉瘤。不幸中的大幸，医生告诉小赵，虽然是恶性肿瘤，但病理分型是高分化型的，恶性程度较低，且是早期发现的，预后好。

现在小赵明白了，皮肤上摸到包块不一定是脂肪瘤，当初次发现时，还是应该尽早就医，不要盲目自行诊断，而应该由专业医生进行诊断和治疗。

（撰写：董彩虹）

八十八问 脸上的一个黑痣,手术之前为什么要做超声?

李大爷年轻时脸上就长了一颗黑痣,由于它不疼不痒,多年来他一直没太在意。退休后生活悠闲下来,他开始注意到这颗痣似乎越来越大,周围还出现了一些小的黑点。在家看短视频的时候,他看到一些关于皮肤癌的科普视频,越看心里越慌,担心自己的痣是恶性的。带着这种担忧和疑虑,他决定去医院看看是否需要切除这颗痣。

到了医院,皮肤科医生仔细检查了李大爷的黑痣,然后建议他先做个超声检查。这让李大爷感到有些疑惑:肝胆可以照彩超,为什么黑痣也要做彩超呢?

医生耐心地解释道:"黑色素痣,通常简称为'黑痣',是皮肤上常见的良性肿瘤。大多数黑痣是无害的,但有些类型的黑痣可能会恶变成黑色素瘤,也可以叫作皮肤癌。当脸上的黑痣,尤其是那些形态、颜色或大小发生改变时,需要进行一系列检查,以评估是否需要手术切除。"

超声波检查,可利用声波在人体内不同组织界面上的反射原理来生成图像,从而帮助医生识别和评估体内的结构异常。具体到黑痣的诊断中,高频超声技术能够提供关于痣的

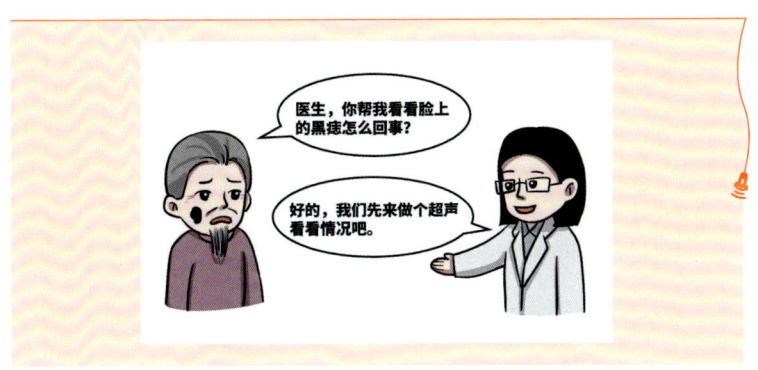

深度、大小、边缘及与周围组织的关系的详细信息。这些信息对于判断痣的性质至关重要。

超声检查可以观察到黑痣的具体位置、大小，以及对深层的组织是否有影响。如果发现痣较深或者与皮下组织有紧密的联系，手术潜在的风险更大。此外，超声还能帮助区分痣的类型，不同类型痣的手术方案也有差异。

对于那些疑似恶性的痣，超声检查还可以辅助监测其是否有向深层组织浸润或转移到淋巴结的迹象。黑色素瘤在早期可能仅局限于表皮层，但随着病情进展，癌细胞可能侵入真皮层甚至更深的组织，超声检查不仅能够帮助评估肿瘤的侵犯深度，还能检测到邻近的淋巴结是否肿大，肿瘤是否出现转移。

值得注意的是，虽然超声检查提供了许多有用的信息，但它并不能单独用来确诊黑色素瘤。确诊通常需要结合临床检查、皮肤镜检查（一种使用特殊显微镜观察皮肤的方法）及必要时的活检（取出部分或全部痣进行实验室分析）。然而，超声作为一种无创、快速且成本相对较低的辅助检查手段，在初步筛查和评估过程中扮演着不可或缺的角色。

听了医生的解释，李大爷心中的疑虑减轻了不少。他明白了，尽管肝胆疾病和皮肤问题看似风马牛不相及，但在某些情况下，如需要深入了解病变情况时，超声检查都是一种非常有用的辅助工具。

于是，李大爷按照医生的建议去做了超声检查。检查结果出来后，医生告诉他，虽然这颗痣比较大，但目前看来并没有恶变的迹象。不过，考虑到它的尺寸和位置，医生还是建议进行手术切除，以防万一。

李大爷松了一口气，感激医生的专业建议和细致关怀。他决定接受手术，彻底解决这个问题。通过这次经历，李大爷也意识到了定期体检的重要性，以及对于身体任何异常变化的及时关注的重要性。

（撰写：陈凯玲）

体表包块篇

八十九问 屁股上的一个囊肿老流脓，原来和直肠有关

这事儿要从一位病人的亲身经历说起，以下是他的自述。

大家好，我是一名程序员。干我们这行，熬夜加班是常事，压力大的时候，我就喜欢吃辣的，尤其是吃烧烤、吃夜宵来解压。可没想到，这种一时的快乐却给身体埋下了隐患。

大约两个月前，我感觉肛门旁边不太对劲，有个小硬块，按压时还疼。我一开始没在意，以为是久坐上火，就自己泡了菊花茶。但小硬块不仅没消失，还越来越疼，严重时走路都受影响。有天晚上加班，肛门突然剧痛，跑去厕所一看，硬块破了，流出脓液还有血丝。我慌了，担心是严重的痔疮。

第二天我请假去医院，医生诊断是肛周脓肿，得赶紧治疗，不然可能发展成肛瘘，肛瘘会让肛门附近脓肿反复发作、破溃流脓。医生给我安排了引流手术，我疼得厉害。术后又开了抗生素防止感染。住院时，管床医生让我做了超声检查，过程有些尴尬。不过检查结果还不错，没形成肛瘘"暗道"。肛周脓肿就已经这么难受了，得了肛瘘岂不更加痛苦！

那么，肛瘘是什么呢？

肛瘘是肛管或直肠与肛周皮肤相通形成一条或多条异常的通道，属于感染性疾病，通常是因为肛周脓肿没及时治疗导致的（图89-1）。多见于20～40岁青壮年，男性多于女性。肛瘘很难自愈，一旦确诊应该尽早手术治疗。如治疗不及时，发展成为复杂性肛瘘，使手术难度增加，增大损伤肛

门括约肌的可能性，可导致肛门功能障碍，引起大便失禁。经会阴超声检查和肛管直肠超声检查是评估肛旁脓肿和肛瘘最简便的检查手段，可以明确诊断病变范围、肛瘘的走向和直肠/肛管内口位置，评估肛门括约肌功能等。

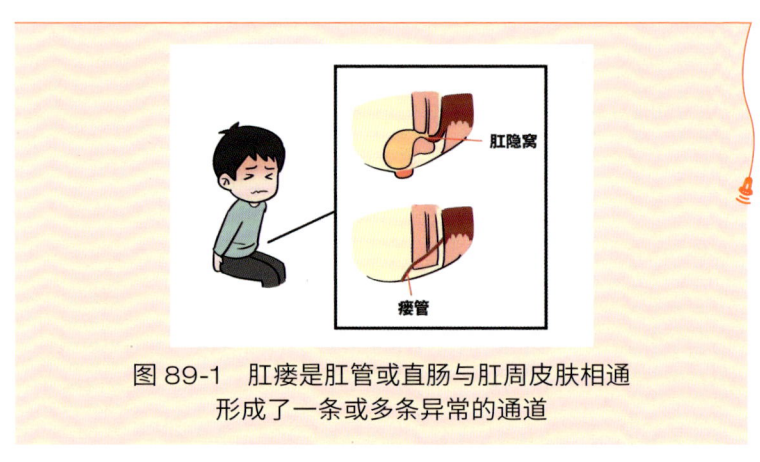

图89-1 肛瘘是肛管或直肠与肛周皮肤相通形成了一条或多条异常的通道

（撰写：范培丽）

体表包块篇

九十问 表面看就是一个小红斑，皮下居然别有洞天

陈奶奶注意到自己身上冒出数个鲜红的小斑点，它们既不疼也不痒，按压后颜色依旧。起初，她并未放在心上。然而，随着时间的推移，这些斑点逐渐增多，且变大，有的直径已达5 mm，它们仿佛在玩捉迷藏，在身体其他部位出现。陈奶奶开始感到焦虑，担心这可能是某种严重疾病的征兆，却又不知如何检查，不知所措。

那么，面对陈奶奶这样的皮肤红斑情况，我们应该如何应对，需要做哪些检查呢？如果红斑不引起疼痛或瘙痒，是否就可以置之不理？答案是否定的。别看皮肤表面只是小小的红斑，其下可能隐藏着重要的健康信息，有些可能是身体其他疾病的预警信号，甚至可能是癌症的迹象，绝不能掉以轻心。

一、樱桃样血管瘤

红斑中最常见的是樱桃样血管瘤，它们表现为皮肤上的小红点，颜色鲜红或类似樱桃色，按压后颜色不褪。它们的大小和位置各异。血管瘤的形成与新血管的生成有关，通常是皮肤上无害的红斑，轻微隆起于皮肤表面，常见于老年人（图90-1）。其形成原因主要是局部毛细血管增生。超声检查显示，这些病灶为小圆形或类圆形，位于真皮乳头层，与周围组织界限模糊，按压后颜色不消失。正如陈奶奶的红斑，

樱桃样血管瘤一般无须治疗，若影响美观，可采用激光或微波疗法进行处理。

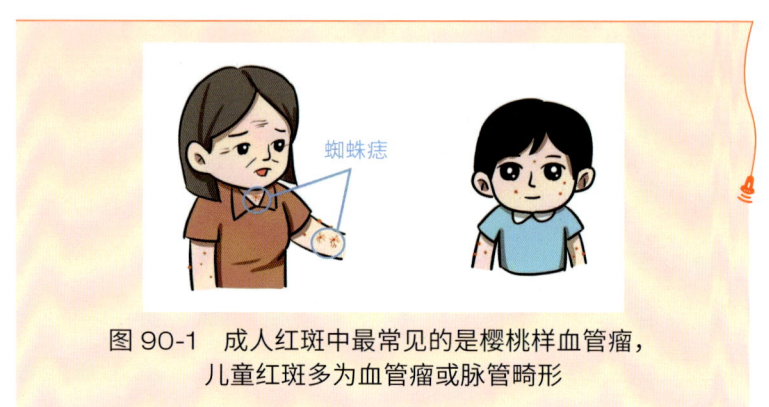

图 90-1　成人红斑中最常见的是樱桃样血管瘤，儿童红斑多为血管瘤或脉管畸形

二、血管瘤或脉管畸形

那么，小朋友面部或身体出现的红斑又是怎么回事呢？这些红斑多为血管瘤或脉管畸形（包括动静脉畸形、毛细血管畸形）。临床上最常见的是婴儿血管瘤，我们通常所说的"红斑"可能是婴幼儿血管瘤，也可能是先天性血管瘤。超声检查是首选的诊断方式。婴儿血管瘤是一种以血管内皮细胞增殖为特征的良性肿瘤，是婴幼儿期最常见的肿瘤之一，常发生在皮肤和软组织中。其特点是迅速增生的自然病程，明显隆起于皮肤表面，形成草莓样斑块或肿瘤。超声检查显示，这些病灶形态规则，界限清晰，可能累及皮肤全层或部分。增生期可能出现肿块样回声，血流信号丰富，动静脉均可探及，动脉收缩期峰值流速较高。先天性血管瘤出生时即有明显病灶，通常在14个月内消退。病灶好发于头面部和肢体，

形态多为突出皮肤的隆起或斑块，呈紫红色或蓝紫色，界限清晰，表面有扩张的毛细血管分布，周围可能有晕环，瘤体皮温较高。超声检查显示，病灶为边界清晰的实性团块，内可见扩张的管道样结构，具有丰富的动静脉血流，以静脉血流为主。多数血管瘤都有自发消退的特征，家长无须过度担忧。

如果红斑出现在四肢，尤其是双下肢对称分布，需警惕过敏性紫癜。过敏性紫癜病人同时伴有瘙痒，红斑按压不褪色。由于这是一种全身性疾病，病人还可能伴有低热、食欲减退、乏力等症状。该病的发病可能与感冒、药物等因素有关，可能合并胃肠道、关节以及肾脏等全身性损害。若出现上述症状，需及时就医，进行相关检查。

三、蜘蛛痣

当红斑出现在颈部或前胸的皮肤上，并且红斑周围伴有发散状的红血丝，形似"红蜘蛛"，若按压红斑时红斑及红血丝随之消失，此时应高度怀疑为"蜘蛛痣"。该症状是小动脉和毛细血管扩张的表现，可能与雌激素水平升高有关。"蜘蛛痣"通常出现在肝硬化或肝功能不全的病人中，若伴随有乏力、恶心呕吐、面色发黄、食欲减退等消化系统症状，则肝硬化或肝功能不全的可能性更高。在这种情况下，应立即进行肝功能和超声检查，以查明病因并进行针对性治疗。

当然，红斑的成因多种多样，对于那些无法明确诊断的"红斑"，及时前往医院进行包括超声在内的各项检查是至关重要的，以确保不延误治疗。

（撰写：朱宇莉　徐辉雄）

九十一问 诊断一个体表的肿块，只是看一看、摸一摸，还不够吗？

55岁的王大妈退休之后决定开始享受生活，她经常去按摩店做推拿按摩。这天按摩师告诉她脖子上好像摸到一个肿块，让她赶紧去医院检查一下，于是她来到医院，临床医生看了之后告诉她需要做一个彩超检查才能明确，王大妈很疑惑，她问医生："这是什么东西啊？你看一看，摸一摸，难道不知道是什么吗？做超声就能知道是什么吗？"临床医生告诉她："光靠看和摸肯定不够，而且也不准，不管身体哪个部位长出的体表肿块，都会有很多来源和种类，虽然有少数肿块比如脂肪瘤或腱鞘囊肿等可以从表面和位置看出个大概，但是其他大多数肿块是不能光靠外表就能判断，而且即使看着像脂肪瘤，也不一定就是脂肪瘤啊，需要做个超声检查才清楚"。

王大妈带着疑问，来到超声科的检查大厅候诊。王大妈发现坐在她旁边的一位赵大妈和钱大爷也是脖子上长了一个肿块来检查的，几个人开始观察彼此脖子上的肿块，好像从外观上看没有什么太大的区别，摸起来都不痛不痒的，这会不会是同一个东西呢？

王大妈做完超声检查之后，医生告诉她脖子上的肿块是脂肪瘤,不用特别担心,只需要定期检查观察大小变化就可以了(图91-1)。王大妈后来跟赵大妈和钱大爷交流病情得知:赵大妈的脖子上检查完是肿大的淋巴结,超声科医生建议进一步穿刺明确肿大的原因;而钱大爷的脖子上的肿块是由于甲状腺里长了一个结节,由于结节比较大所以脖子上鼓了一个包。王大妈幡然醒悟,原来即使外表长得一样、摸起来也没有差别的肿块,也有可能是完全不一样的东西,王大妈说:"幸亏我做了超声才没有误诊啊,而且几分钟就检查完了,太方便了,晚上再也不用睡不着了,这下子放心了"。说完拿着报告单开心地回家了。

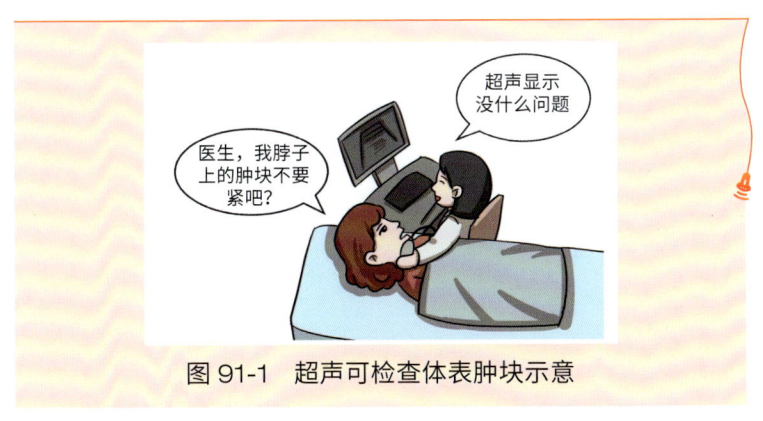

图91-1 超声可检查体表肿块示意

临床工作中我们发现其实很多人像王大妈一样,不经意间可能身上摸到一个奇奇怪怪的肿块,不知道是什么东西,也不知道是什么时候长出来的。超声检查在体表肿块诊断中具有很重要的作用,它具有准确性高、操作简便、无辐射、价格低廉等多个优点,大多数肿块在超声的帮助下都能找到答案，肿块有可能是一个人体正常的器官，也有可能是淋巴结、脂肪瘤、囊肿、神经鞘瘤、纤维瘤、血管瘤等，运气不好的话也有可能是恶性肿瘤，所以光靠看一看，摸一摸肯定是不够的，要想知道到底肿块是什么，要不要紧，这个时候做超声检查是很必要的，如果彩超不能明确是什么那么这个肿块可能需要进一步做磁共振或者穿刺，争取做到早发现、早诊断、早治疗。

（撰写：徐亚丹）

体表包块篇

九十二问 超声发现颈部淋巴结，就是得癌了吗？

小王去做了个甲状腺超声检查，他看见超声诊断报告里提示甲状腺良性结节，但也写了"颈部淋巴结可见"。小王很害怕，感觉自己得了大病。那么问题来了，超声在颈部见到淋巴结就是得了癌吗？不，你想多了，也是对颈部淋巴结了解得太少啦！那就让我们一起来认识一下颈部淋巴结吧！

一、什么是颈部淋巴结？

淋巴结是人体重要的免疫器官，就像神经和血管一样，遍布我们全身，其中在头颈部就有300多个，分布在颈部的7个区域（图92-1）。颈部淋巴结大多数位置表浅，我们用手就可以摸到，所以临床上也常有病人因为在颈部摸到"小包包"来医院检查，发现是淋巴结的问题。超声报告中提示"颈部淋巴结可见"是医生对颈部超声检查发现淋巴结的实际描述，不必过度解读。正常颈部淋巴结直径一般 < 5 mm，表面光滑，活动度好。颈部淋巴结肿大时，大部分情况下是良性的，但也有少部分是恶性的（图92-2）。

二、颈部淋巴结有什么功能？

颈部淋巴结的存在并不是坏事，它具有重要的免疫防御

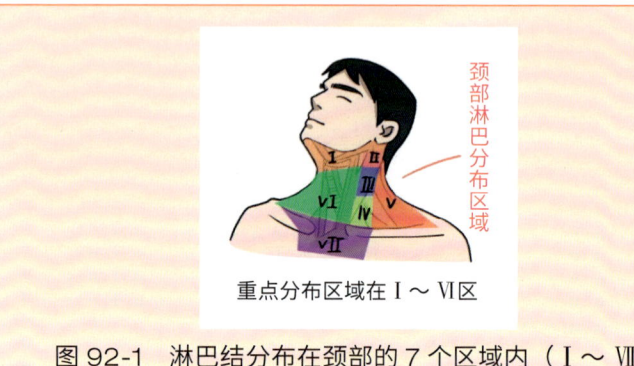

重点分布区域在 I～Ⅵ区

图 92-1　淋巴结分布在颈部的 7 个区域内（I～Ⅶ）

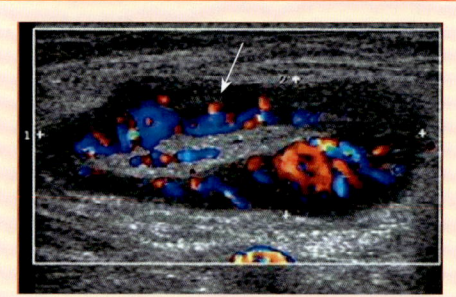

图 92-2　颈部正常淋巴结，彩超显示淋巴结血流在中央规则分布，呈羽毛状

作用。当我们机体遭遇细菌、病毒等病原体入侵时，淋巴结可以联合全身其他免疫器官共同作用，杀伤清除这些"入侵者"，以帮助机体恢复健康。而当"入侵者"力量过于强大，淋巴结不能"轻松应对"时，它便会发生肿胀，一方面是为了加强其抵抗疾病的能力；另一方面也是在给身体发出警告，起到"烽火台"的作用。头颈部主要器官、组织的淋巴都引

流到颈部，因此颈部淋巴结肿大也往往可反映头颈部存在病理情况。

三、颈部淋巴结肿大常见原因是什么？

颈部淋巴结肿大的常见原因有：淋巴结炎，淋巴瘤，转移性淋巴结及淋巴结核。

（1）淋巴结炎：凡头部、外耳道、面部、颈部、口腔、咽喉部位的急性炎症，都有可能出现相应部位的淋巴结肿大。淋巴结炎多为急性，并有轻度压痛，活动度较好；一般3日内增大明显，急性淋巴结炎在1～2周常可自愈或经抗感染治疗后明显缩小甚至消失。

（2）淋巴瘤：原发于淋巴结的恶性肿瘤，统称为淋巴瘤。表现为淋巴结无痛性、进行性增大，质地较硬，常伴有低热、体重减轻、脾大等全身症状。病理检查是确诊淋巴瘤的金标准，常需要将整颗淋巴结切除活检，同时要进行基因检测分型。

（3）转移性淋巴结：头颈部癌大多都会导致颈部淋巴结转移，表现为颈部淋巴结无痛性肿大，简单理解就是说，颈部转移性淋巴结肿大问题的源头不是淋巴结，而是在别的地方，它也是受害者。

（4）淋巴结核：有一类病原体常被作为另类的存在，既不同于一般细菌，也有异于病毒，它就是结核杆菌。当颈部淋巴结受到感染，就会出现结核性淋巴结炎。一般表现为双侧颈部淋巴结呈串珠样肿大，有时甚至可能有化脓，但仍无痛、无高热，因此医学上形象地称之为"冷脓肿"；往往伴有低热、盗汗、消瘦等全身症状，常伴发肺结核等其他部位结核。随着疾病进展可出现颈部淋巴结融合、不易推动，甚至出现与皮肤粘连、破溃的情况。确诊需要进行结核相关的实验室检查、病理活检或抗结核诊断性治疗等。

四、超声可在颈部淋巴结检查中发挥什么作用？

当自己摸到颈部淋巴结肿大时，我们还是需要及时关注并到医院去进行相应的检查，超声就是检查颈部淋巴结的一种重要影像手段。超声检查无创无痛、无辐射，超声医生通过分析颈部淋巴结的声像图，观察其形态、大小、结构和血流，对鉴别淋巴结肿大的原因具有重要的临床意义。

超声医生通过观察淋巴结的形态和大小，可以初步判断其是否存在异常。例如，淋巴结的形态如果变得不规则，或者大小明显超出正常范围，都提示淋巴结可能存在病变。此外，通过观察淋巴结内部结构，也可以发现一些异常，如髓质偏移、不规则、消失等，这些也是淋巴结病变的重要标志。更重要的是，超声检查可以观察淋巴结的血流情况。正常情况下，淋巴结的血流丰富，且分布均匀。当淋巴结发炎时，由于炎症刺激，淋巴结内的血管数目会增多，血流灌注也会增多，但仍然保持正常的血管分布形态，而淋巴结转移性癌往往会破坏淋巴结血管。这些细微的血流变化，都可以通过超声检查清晰地观察到。

当然，超声检查并不是万能的，它也有一定的局限性。例如，对于一些较小的淋巴结或者位置较深的淋巴结，超声检查可能难以准确评估。这时，医生会结合其他检查方法，如CT、磁共振等，来综合评估淋巴结的健康情况。如果高度怀疑淋巴结异常，还需要进一步行穿刺或切除做病理检查以明确病变性质。

温馨提示

当我们摸到颈部淋巴结肿大时，大多数情况下，这是由于普通炎症导致的，适当休息和治疗后可自愈，不必过于紧张。但如果发现颈部淋巴结肿大的时间长（持续2周以上）、增大快、质地硬、活动差，且无痛（特别强调：不痛的淋巴结更危险！！！），则提示恶性的可能性较高，需尽早前往医院检查，切莫大意！淋巴结超声检查是一种方便、无创、无痛的检查方法，能够为我们提供关于颈部肿大淋巴结良恶性的信息。然而，我们也需要理性看待检查结果，避免过度解读或忽视检查结果，应该结合医生的建议，进行适当的诊断和治疗。

（撰写：韩红　徐辉雄）

九十三问 肿成包子脸——警惕"流行性腮腺炎"

小文是一个活泼好动的 9 岁女孩。一天,她突然觉得脸颊肿胀疼痛,连吞咽都变得困难。家人起初以为是普通的感冒,但第二天,小文的脸肿得像个"包子",吓得父母赶紧带她去医院。医生诊断后告诉他们,小文得的是"流行性腮腺炎",也就是我们常说的"痄腮"或"猪头皮病"。父母这才意识到,这种看似普通的病,其实并不简单。

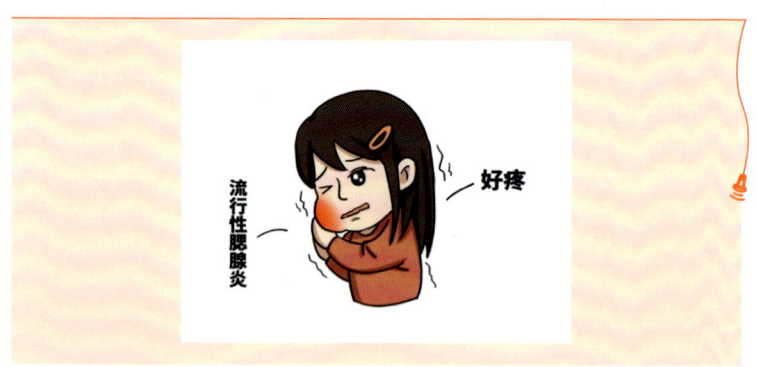

一、什么是流行性腮腺炎?

流行性腮腺炎是一种由腮腺炎病毒引起的高度传染性疾病,主要通过飞沫传播或直接接触病人传播。感染后病人通常在 16～18 天开始出现症状,表现为发烧、肌肉酸痛、头痛、疲劳，随后单侧或双侧腮腺肿胀和疼痛。大多数病人会在 7～10 天自愈，但流行性腮腺炎的并发症不容忽视，如脑膜炎、胰腺炎，甚至可导致听力损失。成人感染时症状往往比儿童严重。

二、超声检查的作用与重要性

当面部肿胀或出现相关症状时，及时的超声检查对确诊腮腺炎非常重要。超声可以无创、迅速地显示腮腺的肿胀程度和内部结构变化，有助于区分腮腺炎和其他腮腺肿块，如腮腺肿瘤、脓肿等。这种检查尤其适用于儿童，不会对人体造成辐射伤害。

在小文的案例中，医生通过超声检查明确了她的腮腺肿大，并排除了其他潜在问题，如腮腺脓肿和肿瘤。超声显示小文的腮腺呈现典型的弥漫性增大，内部回声不均，腺管扩张等特征，进一步确认了流行性腮腺炎的诊断。医生为小文制订了对症治疗方案，让她的病情得到有效控制，避免了不必要的并发症。

三、防治与预防措施

流行性腮腺炎目前尚无特效治疗方法，主要以对症治疗为主，如退烧、止痛及多休息。抗生素对病毒性疾病无效，因此不要自行服用。对于出现严重并发症的病人，如脑膜炎或胰腺炎，可能需要住院观察和治疗。

最有效的预防措施是接种腮腺炎疫苗。接种疫苗后，能够显著降低感染和重症风险。如果家中有流行性腮腺炎病人，应注意隔离，避免疾病在家庭或社区内传播。

四、结语

流行性腮腺炎虽然是一种自限性疾病，但并发症带来的风险不容忽视。通过科学的超声检查及早发现、正确治疗，能让病人迅速恢复健康。面对这类看似普通的疾病，警惕并掌握必要的医学常识，是每个人保护自己和家人健康的关键。正如小文的父母一样，面对突如其来的病情，冷静对待、及时就医，是最好的选择。

（撰写：王希）

九十四问 超声能看手腕上鼓起的"硬包"吗?

小张从事着电脑打字工作,有一天发现手腕上鼓起了一个黄豆大小、不痛不痒的"硬包"。他没太在意,过了几天发现小指感觉麻木,小张提心吊胆地来医院做了超声检查。

检查时小张问道:"医生,我手腕上的'硬包'是什么呢?"

超声医生告诉小张:"这个'硬包'是一个圆形无回声结节,里面有分隔,而且探头加压之后没有变形,所以这是腱鞘囊肿。"

小张又问道:"为什么我的手指会发麻呢?"

超声医生又告诉小张:"手指发麻的原因是腱鞘囊肿压迫到了尺神经。"

小张继续问道:"那什么是腱鞘囊肿呢?会不会癌变呀?"

超声医生耐心解释道:"腱鞘囊肿是指发生于关节囊或腱鞘附近的一种内含胶冻状黏液的良性肿物,不会发生癌变的,你别紧张。但是你的腱鞘囊肿已经造成了尺神经损伤,所以应该及时治疗。"

小张放下了一直悬着的心,接受了正规治疗,手腕上的"硬包"终于消失了,小指也没有麻木感了。

总之,典型腱鞘囊肿的超声表现为与关节或肌腱关系密切的类圆形或不规则形,无回声结节,可单房,也可有分隔,探头加压不变形(图94-1)。高频超声可以清晰显示腱鞘囊肿的大小、数目、形态、边界、血流及与周围组织的关系，从而指导临床治疗。

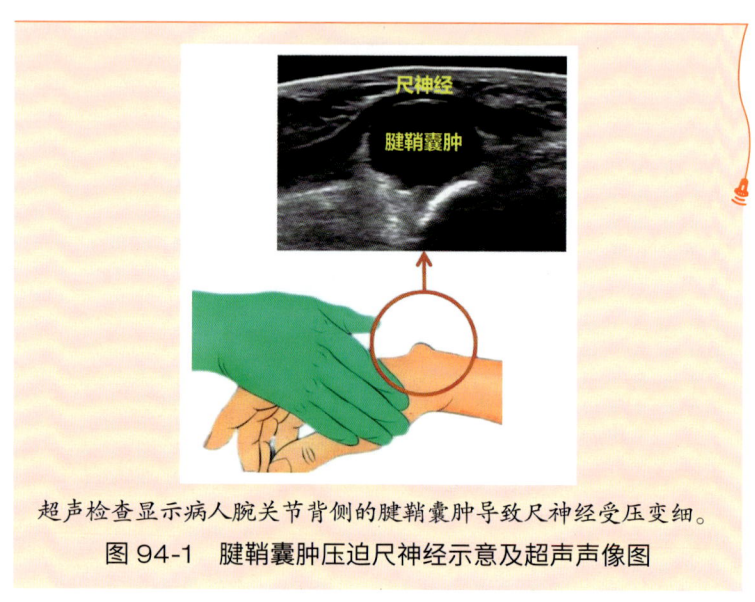

超声检查显示病人腕关节背侧的腱鞘囊肿导致尺神经受压变细。

图 94-1 腱鞘囊肿压迫尺神经示意及超声声像图

（撰写：冉海涛 成涓；绘图：成涓）

其他

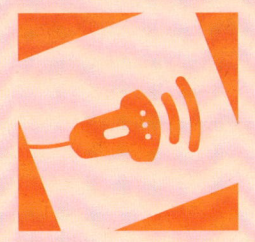

九十五问 "垂涎三尺"很苦恼,这是唾液腺在作怪

上个月,门诊来了一位25岁的小伙子做"腮腺和颌下腺"超声检查,按照惯例我让家属在诊室门外等候,家属告诉我说小伙比较内向,说话不是很清楚,问可否在诊室陪同。于是我同意了,当我刚把探头置于右侧腮腺准备检查时,小伙子就流口水了,并且不断地吞咽试图掩饰这"垂涎三尺"的尴尬与苦恼,作为医者,我并没有流于表面,而是细问病史。家属告诉我说这位小伙子从5年前开始,总是不自觉地流口水,别人总是以奇怪的眼神看他,性格因此日渐沉郁。我立刻意识到这位行为特殊的小伙子患上了"口水病",即"流涎症"。那究竟什么是"流涎症"呢?

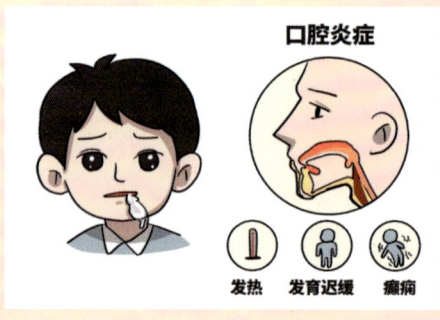

一、口水是怎么来的?

唾液也就是"口水",由大、小唾液腺分泌的混合液组成,95%以上来自三对大唾液腺。大唾液腺包括腮腺、颌下腺、舌下腺各一对。正常人每天至少能分泌1000 mL的唾液,大部分来源于腮腺和颌下腺。口腔通过咽喉部肌肉的吞咽活动将唾液及食物送入食道,正常情况下不会溢出。流口水,在日常生活中是可以控制的一种生理现象,但是在某些情况下,流口水会变得无法控制,这时它就有了一个专业的医学诊断——流涎症。

二、流涎症是什么样的?

流涎症可分为原发性流涎症和继发性流涎症,原发性流涎症是指病人无明显致病因素,可能是由于唾液腺分泌旺盛或其他未知原因导致的,单纯表现为唾液分泌增多的情况;继发性流涎症是指由口咽、面部肌肉瘫痪或吞咽功能障碍导致的唾液溢出口外,常见病因包括脑卒中、帕金森病、颌骨畸形、张口呼吸、阿尔茨海默病以及某些精神药物(如氯氮平等)。此外,单纯的精神因素也可能引起"癔症性流涎"。

流涎症常表现为唾液不自主流出,伴口周皮炎、口腔异味或脱水等,说话时唾液飞溅、频繁吞咽或外吐,部分病人进食和说话时发生呛咳,部分病人仰卧时唾液流入气管,甚至引起吸入性肺炎;严重影响病人生活、工作和社交,导致抑郁和自卑情绪。

三、流涎症治疗手段有哪些?

鉴于流涎症由多种因素引起,除了明确诊断和评估病情严重程度,确定每个病例的病因并识别其潜在因素对于确定适合每个病人需求的治疗策略同样重要。因此流涎症的诊断和治疗方案通常由多学科团队共同制订,包括口腔科医生、颌面外科医生、神经科医生、精神科医生和行为干预治疗师等。治疗手段主要有:针对原发病的全身性系统治疗;针对原发性唾液腺功能亢进的抑制唾液腺分泌量治疗(药物治疗、超声引导下 A 型肉毒毒素注射治疗,超声引导下唾液腺热消融治疗及外科手术等);针对癔症性流涎的精神和心理治疗等。但是没有一种方法对所有病人都有效。

温馨提示

若出现不自主流口水症状伴口周皮炎、口腔异味等,切莫大意,应及时到医院就诊哟!

(撰写:严丽霞 徐辉雄)

九十六问 致命的"白瞳"——小心视网膜母细胞瘤

小明的妈妈突然发现2岁的小明视力明显下降,斜视,瞳孔变大,右眼出现白色的反光,范围逐渐变大,如同猫眼一般。她赶紧带着宝宝去医院检查,医生说小明极有可能患上视网膜母细胞瘤!

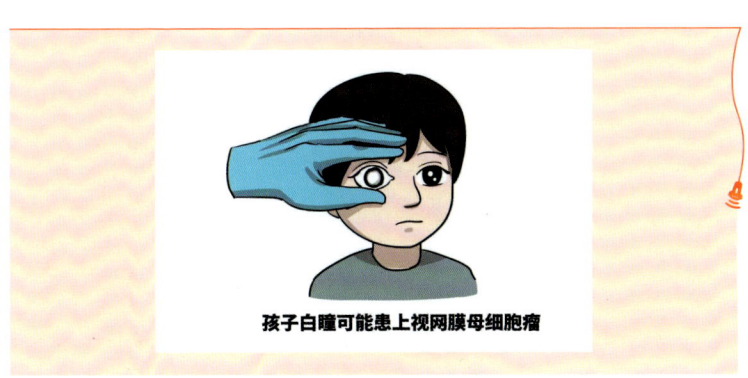

孩子白瞳可能患上视网膜母细胞瘤

一、什么是视网膜母细胞瘤呢?

视网膜母细胞瘤是一种起源于光感受器前体细胞的恶性肿瘤,常见于3岁以下儿童,具有家族遗传倾向。这种病症不仅威胁视力,严重时甚至危及生命。其早期症状往往不明显,但随着肿瘤增大,最典型的表现就是"白瞳症"——瞳孔区出现黄白色反光,如同猫眼一般。

二、视网膜母细胞瘤的严重性

(1)高恶性程度:视网膜母细胞瘤恶性程度高,易引发全身转移,导致死亡。

(2)早期难以发现:因患儿年龄小,不能自述视力障碍。此外,早期肿瘤体积小,外眼无异常,故不易被家长察觉。

三、视网膜母细胞瘤的典型症状

(1)白瞳症:瞳孔区出现黄白色反光,夜晚或暗处更为明显,是家长最易发现的早期症状。

(2)视力障碍:随着肿瘤增大,视力逐渐减退,甚至失明。

(3)斜视、眼球突出:肿瘤侵犯眼部肌肉时,可出现斜视;压迫眼球时,可导致眼球突出。

(4)眼痛、眼胀:眼压升高,引发继发性青光眼,导致眼痛、眼胀等症状。

四、预防措施与早期发现

(1)家长观察:应定期观察孩子的眼睛,注意是否有白瞳症、斜视、眼球突出等异常表现。

(2)定期筛查:对于有视网膜母细胞瘤家族史的孩子,应定期进行眼科检查,以便及早发现、及早治疗。

(3)超声检查:视网膜母细胞瘤超声检查的重点为瘤体的大小、位置、累及范围,与晶状体、睫状体及眼球壁的关系,从而帮助临床制订治疗方案。

五、治疗方案

治疗方案需根据肿瘤的大小、范围等情况制订,包括手术、放疗、化疗、冷冻和光凝治疗等。早期发现、早期诊断及早期治疗是提高治愈率、降低死亡率的关键,超声在早期发现和诊断视网膜母细胞瘤中发挥重要作用。

温馨提示

视网膜母细胞瘤是一种严重的儿童眼内恶性肿瘤,家长应提高警惕,一旦发现孩子眼睛有异常表现,应及时就医检查。同时,对于有家族史的孩子,更应加强定期筛查工作。

(撰写:陆蓓蕾)

九十七问 胆结石、肾结石，你知道嘴巴里也会长结石吗？

胆结石、肾结石，这些身体里的结石我们听过很多，但你知道嘴巴里也会长结石吗？李阿姨最近就遇到了点烦心事，她发现自己在吃东西的时候腮帮子会有疼痛感，时不时还会肿起来。开始，她以为是牙齿问题，但看了牙医后，发现牙齿并没什么问题。后来，张阿姨去医院做了个超声检查，医生告诉她，这是得了涎腺结石。

李阿姨一听结石两个字，心里就紧张起来，嘴巴里竟然也会长结石，会不会很严重，是不是要做手术？涎腺结石到底是怎么一回事呢？它对我们的健康有什么影响？我们又该如何发现、预防和治疗呢？

一、到底什么是涎腺？

涎腺也叫唾液腺，它的任务是源源不断地分泌唾液。唾液腺主要分为大唾液腺和小唾液腺；大的有三对：腮腺、颌下腺和舌下腺，小的则遍布于唇部、颊部等区域。产生的唾液通过导管被输送到口腔中，从而帮助我们咀嚼和消化食物。

二、涎石病又是一种什么病？

简单来说，就是唾液腺里输送唾液的导管里长了结石。

这些石头会阻塞唾液的流动，导致唾液腺肿大和疼痛，尤其是在进食时更为明显。大多数涎石病发生在颌下腺，因为它的导管长并且弯曲，其内的唾液流动缓慢，从而容易形成结石。其次是腮腺，而舌下腺则较为少见（图 97-1）。

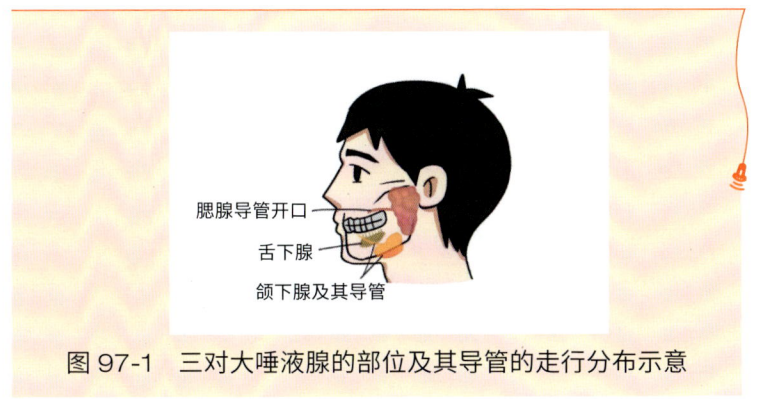

图 97-1　三对大唾液腺的部位及其导管的走行分布示意

三、涎石病有什么症状呢？

如果在吃东西的时候，突然觉得耳朵前面或者下巴下面肿了起来，或者还有点痛，那可能就是涎石病在"作祟"了。这种肿胀和疼痛有时候会在进食后逐渐消退，但这并不代表问题已经解决了，如果不及时处理，结石可能会导致唾液腺反复发炎，从而影响唾液腺的功能。

四、涎石病如何诊断？

超声检查是一种简单有效的检查手段。通过超声检查，医生可以清晰地看到唾液腺和导管内的情况，发现是否有结石，以及结石的位置和大小。此外，X线、CT 和磁共振等影像学检查也可以帮助诊断。

五、发现涎石病以后,应该如何处理治疗呢?

小的结石可以进行保守治疗,比如多喝水、吃酸性食物来刺激唾液分泌,从而帮助自动排出结石。但如果结石较大或者位置不好,"卡"在导管的弯曲部位,就需要手术了,比如可以通过微创手术来取出结石,减少对唾液腺的损伤。

六、该如何预防涎石病呢?

首先,要多喝水,保持口腔的湿润状态,减少唾液的淤积。其次,要定期进行口腔检查,尤其是有牙周病或者经常口腔干燥的人,如果发现唾液腺有异常,比如反复肿大或者疼痛,应及时就医。

(撰写:王丽璠)

九十八问 取异物、救视力——眼部外伤超声来帮忙

除夕的夜空中,绚丽的烟花一道道闪过,烘托出了浓浓的新年氛围。满心好奇和兴奋的小宇是一个活泼可爱的男孩,他拿起了一个爆竹点燃。然而,爆竹意外地在小明眼前炸开了。巨响之后,小宇满脸是血地倒在地上,众人急忙将他送医。医生诊断为眼球异物伤,即爆竹爆炸物溅入眼球内,造成视网膜脱离。所幸的是,经医生诊治后,小宇的眼睛视力逐渐恢复,但医生也提醒到,此类病人如不及时就医,后果将不堪设想,很可能会造成失明等终身残疾。

超声如何帮助有眼部外伤的病人呢?下面小编为您解答。

据统计,每年因烟花爆竹等易燃易爆物品导致的受伤事件不在少数,其中眼部伤占据相当比例。小宇的意外受伤事件引起了广泛关注。社区邀请眼科医生举办眼外伤科普讲座,提醒大家警惕各种导致眼外伤的危险因素,同时为大家科普眼外伤的诊断及紧急处理措施。

眼睛是人体极为重要的器官,眼外伤很可能给视力带来严重威胁和损伤,而如何来评价眼外伤的程度和类型,超声检查在其中就发挥着至关重要的作用。

首先，当眼球遭受外力冲击后，需尽快确定眼球的完整性。超声可以清晰地显示眼球壁的结构和连续性，从而快速准确地判断眼球是否存在破裂。这对于及时制订治疗方案、挽救病人的视力至关重要。

其次，对于眼内异物的检测，超声具有独特的优势。一些微小的异物很难通过肉眼或其他常规检查方法发现，但超声能够探测到不同性质的异物，如金属、玻璃等，同时可以确定异物的位置、大小和形状，为手术取出异物提供准确的指导（图98-1）。

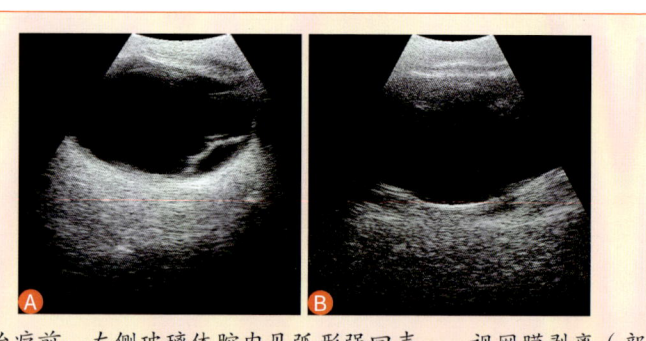

A.治疗前：左侧玻璃体腔内见弧形强回声——视网膜剥离（部分性）；B.治疗后：左侧玻璃体切除+硅油填充术，超声显示网膜平伏。

图98-1 眼内异物

再次，超声可以评估眼内组织和结构的损伤情况。眼外伤可能会出现视网膜脱离、玻璃体积血、晶状体脱位等情况。超声能够清晰地显示这些结构，从而帮助医生全面了解眼部受伤的程度，以便采取针对性的治疗措施。

最后，超声检查具有无创、便捷、可重复性强等优点。病人在遭受眼球外伤后，往往身体较为虚弱，难以承受复杂的检查。超声检查无须特殊准备，可在床边进行，能够及时为医生提供诊断依据。而且，在治疗过程中，还可以多次进行超声检查，动态观察眼部病情的变化。

因此，超声在眼外伤的诊治中具有不可替代的价值，已经成为眼科医生对眼球疾病诊治的重要工具。发生眼外伤时，应即刻进行眼球超声检查，为病人的救治争取宝贵的时间。

温馨提示

当需要接触尖锐物品或易燃易爆物品时，应尽量使用护目镜，以防异物溅入眼内。若不幸发生外伤异物进入眼内时，应立即使用清洁辅料轻轻包扎，送往医院，不可自行尝试拿掉致伤物，避免压迫眼球，防止病情进一步加重。

（撰写：陆清）

九十九问 超声可以诊断糖尿病周围神经病变吗？

李奶奶今年经常感觉手臂和手指针刺样疼痛，偶尔还会像火烧一样，到医院看病时医生让她做了超声检查，最后诊断是李奶奶的糖尿病引起了周围神经病变。李奶奶很疑惑：糖尿病这么多年为什么现在才得周围神经病变呢？既然是糖尿病引起的，为什么不是抽血化验而是做超声呢？相信这样的疑惑很多人都会有，下面给大家一一解惑。

糖尿病周围神经病变指由于血糖长期控制不佳，致使周围神经损伤，出现周围神经系统功能障碍的一种疾病，可以累及周围神经系统的任何部分，包括感觉神经、运动神经和自主神经，就像李奶奶一样，病人常常感觉肢体疼痛、麻木、灼热、冰凉等，甚至出现糖尿病足溃疡或需要截肢，严重影响病人生活质量（图99-1）。

糖尿病周围神经病变是糖尿病最常见的慢性并发症之一，注意这里面有两个关键词：最常见和慢性，最常见说明在糖尿病病人中绝大部分会发生周围神经病变，慢性说明糖尿病病人发生周围神经病变的时间很长、过程很慢，这就会导致很多糖尿病病人可能已经发生了周围神经病变却仍被蒙在鼓里。因此，糖尿病病人除了需要定期到医院复查血糖，还需要检查是否有周围神经病变。

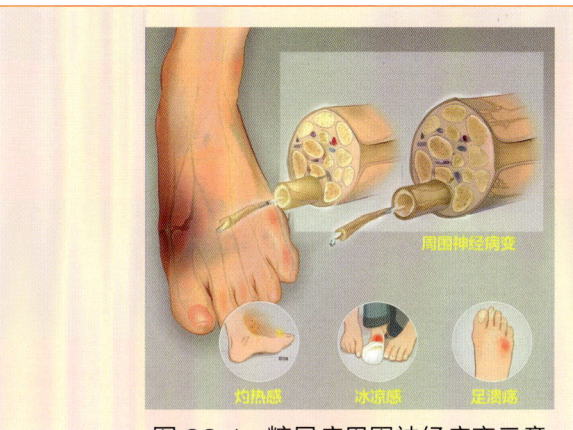

图 99-1 糖尿病周围神经病变示意

目前糖尿病周围神经病变的诊断主要基于其临床特异性表现以及神经电生理检查结果，但就像我们之前讲过的，很多病人临床特异性表现并不明显，而神经电生理检查对晚期及亚临床病人诊断效能不高。

超声是一种简便、实时、无创的神经病变检查工具，能从形态结构、内部回声、横截面积、血流变化、弹性指标等不同维度对糖尿病周围神经病变进行评估，研究表明超声对晚期及亚临床糖尿病周围神经病变病人的诊断具有极大价值。

（撰写：冉海涛　成涓；绘图：成涓）

一百问　与其他检查相比，周围神经超声检查的优势有哪些？

在日常生活中有时会听到别人骂"神经病"，但其实他并不知道神经是什么，更不知道他骂的"神经病"实际上是"精神病"，从医学角度来讲，"神经病"一般是指周围神经疾病，下面我们来具体了解一下。

根据神经所在的位置和功能不同，可以分为中枢神经和周围神经，中枢神经由脑和脊髓组成，负责接收、加工、存储、传出全身各处的信息，周围神经指脑和脊髓以外的所有神经，包括神经根、神经干、神经丛及神经末梢，负责向中枢传递信息并执行中枢传出的信息。比如，中枢神经就像电脑的硬盘和中央处理器，周围神经就像电脑的电源、显卡、散热器等。

周围神经的结构组成是由若干支神经纤维构成一个神经纤维束，外面包绕一层神经束膜，数个神经纤维束集中形成一条神经，外面包绕一层神经外膜（图100-1）。比如，一条神经纤维就像一根筷子，一个神经纤维束就像一把筷子，那么一条神经就像很多把筷子扎成一捆。

周围神经病是指原发于周围神经系统结构或者功能损害的疾病，病因可能与代谢、药物、肿瘤、遗传、外伤等有关，它们选择性地损伤周围神经的不同部位，导致相应的临床表现。

所以，周围神经病的诊断包括定位诊断和病因诊断，就

其他

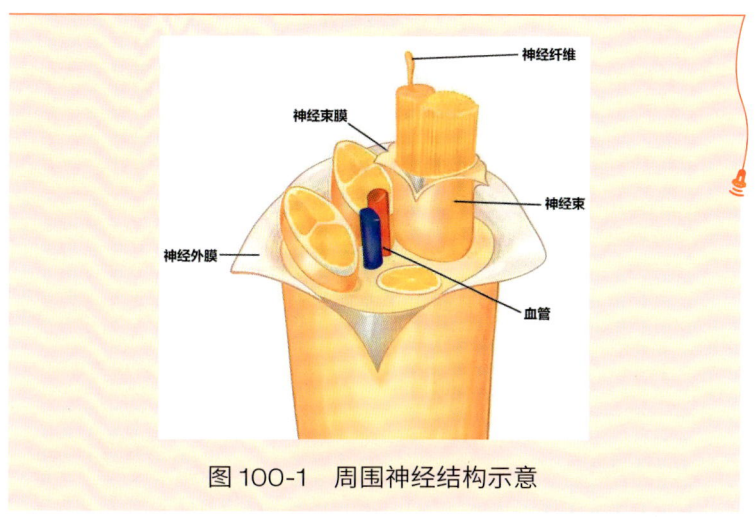

图 100-1　周围神经结构示意

好比电脑出现问题的时候我们不但要判断是哪个零件出了问题，还要判断为什么会出现这种问题，才能决定能不能修、该怎么修。

临床表现和必要的辅助检查是诊断周围神经病的主要依据，周围神经检查主要包括肌电图、神经电生理检查及磁共振、超声等影像学检查。

肌电图是用肌电仪记录肌肉生物电图形，但检查时需要把电极插入肌肉当中，是一种有创的检查，会造成一定的创伤和痛苦。

神经电生理是通过记录和分析生物电活动来评估神经功能，但检查使用的电刺激仍会引起疼痛感。

磁共振无创、无辐射、软组织分辨率高，但其价格昂贵，且无法显示手指及足趾神经末梢。

相对以上检查方法,高频超声有很多优点,如高频超声的软组织分辨率可以媲美磁共振,能动态、直观地显示周围神经(包括手指及足趾神经末梢)的走行、形态、结构及神经病变的原因、部位、程度,且超声由于其费用低廉、无创简便而优于其他检查。

(撰写:冉海涛　成涓;绘图:成涓)